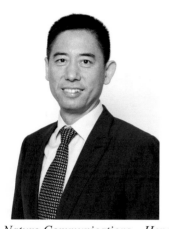

陈万生

博士，教授，主任药师，博士生导师。现任上海中医药大学中药研究所所长，海军军医大学第二附属医院医疗保障中心主任、临床研究中心主任。兼任国家药典委员会委员、中国药学会临床中药学专业委员会副主任委员、中国中西医结合学会中药专业委员会常委兼秘书长、上海市药学会医院药学专业委员会主任委员等。先后主持国家重点研发计划、国家自然科学基金重点项目等30多项基金课题；发表研究论文400余篇，其中以第一或通讯作者在 Nature Communications、Hepatology 等国际学术期刊发表 SCI 收录论文 170 余篇，他引 6000 余次；获国家发明专利授权 27 项，申请国际专利 1 项；获 4 个新药临床试验批文；获国家科技进步二等奖 2 项（第 2、6 完成人）、教育部科技进步一等奖 1 项（第 1 完成人）。先后荣获国家杰出青年科学基金和入选上海市优秀学科带头人等。

U0389104

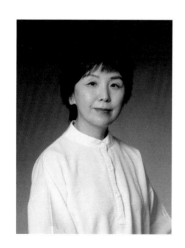

孙连娜

博士，上海中医药大学中药学院副教授，硕士生导师。兼任上海市药学会中药学专业委员会委员、中华中医药学会中药炮制分会委员、世界中联中药分析专业委员会委员等。先后主持国家及上海市等 10 多项基金课题；发表研究论文 150 余篇；获国家发明专利授权 15 项；获国家科技进步二等奖 1 项（第 5 完成人）、上海市科技进步二等奖 1 项（第 3 完成人）、上海市药学科技奖 2 项（第 2、5 完成人）。

◎ 陈万生　孙连娜　主编

寻宝

——厨余垃圾里的中草药

科学出版社

北京

内容简介

中药是祖国医学的宝库，是人类重要的药源，有着独特的理论体系和应用形式，反映了我国自然资源及历史文化等方面的特点。本书立足目前世界范围内的环境保护问题和健康中国的战略主题，结合全国范围内垃圾分类和中医药科普推广，从日常生活中丢弃的厨余垃圾入手，发掘其中隐藏着的一些"宝贝"。它们经过简单加工处理，可成为具有临床价值的中药材。书中对厨余垃圾按照蔬菜、水果、坚果、水产家禽等进行分类，采用图文并茂的方式，逐类介绍隐藏在厨余垃圾中的"宝藏中草药"。

本书作为科普读物，旨在帮助各年龄段读者从厨余垃圾中认识和发现中药材，了解其来源、功效，挖掘其药用与保健价值，鼓励提倡大众对废弃资源的重视和再利用，普及推广中医药文化。

图书在版编目（CIP）数据

寻宝：厨余垃圾里的中草药 / 陈万生 , 孙连娜主编
. -- 北京：科学出版社 , 2023.11
   ISBN 978-7-03-075755-5

   Ⅰ. ①寻…   Ⅱ. ①陈…   ②孙…   Ⅲ. ①中草药—普及读物   Ⅳ. ① R28-49

中国国家版本馆 CIP 数据核字 (2023) 第 102043 号

责任编辑：周　倩　马晓琳 / 责任校对：谭宏宇
责任印制：黄晓鸣 / 封面设计：殷　靓

科 学 出 版 社 出版

北京东黄城根北街 16 号
邮政编码：100717
http://www.sciencep.com

南京文脉图文设计制作有限公司排版
苏州市越洋印刷有限公司印刷
科学出版社发行　各地新华书店经销

*

2023 年 11 月第　一　版　　开本：B5（720 × 1000）
2023 年 11 月第一次印刷　　印张：9　　插页：1
字数：170 000

定价：48.00 元
（如有印装质量问题，我社负责调换）

编辑委员会

主　编　陈万生　孙连娜

副主编　张　凤　肖　莹　庞　涛

编　委（以姓氏笔画为序）

马　颖　王业健　冯静娴　吕宗友　孙连娜　杨颖博

肖　莹　邱　实　张　凤　陈　勇　陈万生　陈军峰

陈潞梅　季　倩　庞　涛　修彦凤　夏振江　顾晶星

翁　楠　黄豆豆　黄翠云　董志颖　蔺红伟　廖丽娜

秘　书　蔺红伟　季　倩

前言

中草药是我国的民族瑰宝。从神农尝百草开始，中草药在护卫人民健康上一直发挥着极其重要的作用。古代人民在与自然的互动中，尤其是在寻找果腹的食物时，逐渐积累了最初的中草药知识，如《黄帝内经太素》所述，"五谷、五畜、五果、五菜，用之充饥谓之食，以其疗病则谓之药"，药食同源是药物发现的重要途径之一。生活中，很多中草药也会出现在我们的餐桌上，大家会对一日三餐中接触到的药食同源的中草药如数家珍，如山药、山楂、白果、薏苡仁、花椒等，可是却会忽略掉厨余垃圾中的"宝藏药材"！

我们说的厨余垃圾，以家庭日常生活中丢弃的果蔬及食物下脚料、剩菜剩饭、瓜果皮核等易腐有机垃圾为主。常见的厨余垃圾多为湿垃圾，而这些被我们扔掉的厨余垃圾中还隐藏着不少"养生法宝"。例如，蔬菜类厨余垃圾中的冬瓜皮、绿豆衣、玉米须、茄子蒂；水果类厨余垃圾中的石榴皮、西瓜皮、荔枝核、橘核；水产家禽类厨余垃圾中的石决明、牡蛎、蛤壳、凤凰衣；坚果类厨余垃圾中的分心木等，它们有的能祛湿消肿，有的能理气止痛，有的能清肝明目，有的能散寒止痛……这些有价值的厨余垃圾如果能被大家在生活中利用起来，不但能减少污染、保护生态环境，还能用于日常养生保健甚至治病救人，扔掉了着实可惜！

现在全国正在推广实施垃圾分类，以上海市为例，随着2019年7月1日起，《上海市生活垃圾管理条例》正式实施，垃圾分类受到人们的普遍关注。作为全国首个试点垃圾分类的城市，与过去的城市生活垃圾管理相比，在源头上对垃圾进行了干、湿、可回收及有害垃圾分离，这样的分类原则和相关的实施措施已经逐步被广大市民接受。正确处理生活垃圾，实现资源循环利用已成为大势所趋。

为此，我们编写了这本《寻宝——厨余垃圾里的中草药》，希望通过对厨余垃圾中代表性中草药品种的介绍，一方面可以提高人们环保意识，加强变废为宝、有效利用资源的理念；另一方面也可以普及中医药文化的一些基本概念，让大家近距离地了解一些中草药知识，拉近中草药与我们日常生活的距离。

需要读者们注意的是，虽然这些厨余垃圾有很好的医用价值，但疾病的发生和发展往往是错综复杂、瞬息万变的，中草药需要在中医理论指导下配伍运用，单一用药难以兼顾各个方面。一旦患病，建议到医院就诊，在医生或药师的指导下进行相应治疗，切勿盲目自行服用，以免耽误病情。

编　者

2023 年 3 月

目录

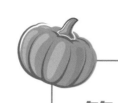

第一篇 寻宝蔬菜类厨余

1.1

蚕豆——蚕豆荚壳、蚕豆壳

蚕 豆
（Cándòu）

蚕豆，是最古老的食用豆类作物之一，为跨年生草本植物，南方于霜降前后播种，故民间称为寒豆。蚕豆剥除里面的豆子，其青色荚壳便是我们的一味中药——蚕豆荚壳。而我们吃蚕豆时，吐出的蚕豆种皮放水中浸透、晒干，又是另一味中药——蚕豆壳。

蚕豆荚壳
（Cándòu Jiáké）

蚕豆荚壳又名蚕豆荚、蚕豆黑壳（《本草纲目拾遗》），为豆科植物蚕豆 *Vicia faba* L. 的果壳。蚕豆在全国各地广为栽培。夏季果实成熟呈黑褐色时采收，除去种子、杂质，晒干，研磨成粉，密闭装袋或装瓶，置干燥阴凉处或冰箱冷藏保存；或可取青荚壳鲜用。

【化学成分】主要含 β-L- 丙氨酸、多巴、D- 甘油酸。

【性味归经】味苦、涩，性平。归心、肝经。

【功能主治】止血，敛疮。主治咯血、衄血，吐血，便血，尿血，手术出血，烧烫伤，天疱疮。

【药理作用】

利尿作用 蚕豆荚所含甘油酸，对兔有利尿作用。

【用法用量】内服：煎汤，25～50 g；或制成散剂。外用：炒炭研细调敷。

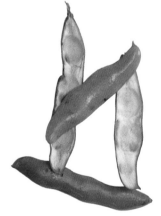

蚕豆荚壳

【临床应用】

1. **治天疱疮** 蚕豆荚壳，枯矾。研末，菜油调敷。出自《本草纲目拾遗》（清·赵学敏）。

2. **治水火烫伤** 蚕豆荚壳。炒炭研细，麻油调敷。出自《上海常用中草药》（上海市出版革命组）。

3. **治咯血、水肿** 蚕豆荚壳水煎，日服。出自《秘方集验》（清·王梦兰）。

4. **治鼻衄及血尿** 蚕豆荚壳水煎，日服 3 次。

5. **手术野止血** 用消毒纱布浸蚕豆荚壳水煎液敷于伤口处，主治手术野止血。

蚕豆壳
（Cándòuké）

蚕豆壳又名蚕豆皮、蚕豆衣，为豆科植物蚕豆的种皮。取蚕豆放入水中浸透，剥下豆壳，晒干，研磨成粉，密闭装袋或装瓶，置干燥阴凉处或冰箱冷藏保存。

【化学成分】主要含多巴 -*O*-*β*-*D*- 葡萄糖苷、多巴、*L*- 酪氨酸、原花青素等。

【性味归经】味甘、淡，性平。入肾、胃经。

【功能主治】利尿，渗湿，止血，解毒。主治水肿，脚气，小便不利，吐血，胎漏，下血，天疱疮，黄水疮，瘰疬。

【药理作用】

1. **对细胞生长的作用** 蚕豆壳水提取物可抑制人肾小球系膜细胞分泌白介素 -6 和白介素 -8，从而抑制人肾小球系膜细胞增生，减轻炎症反应。

2. **抗氧化作用**[1] 蚕豆壳提取物可清除自由基及抑制脂质过氧化，具有较强的体外抗氧化活性。

【用法用量】内服：煎汤，9～15 g。外用：炒炭研细调敷。

【临床应用】

1. **治天疱疮** 蚕豆壳煅后研末，敷于患处。出自《本草求原》（清·赵其光）。

2. **治水肿，脚气，小便不通** 蚕豆壳煎服。出自《活人慈航》（清·郑道谦）。

3. **健胃止渴** 蚕豆壳炒焦茶饮。出自《国药的药理学》（牟鸿彝）。

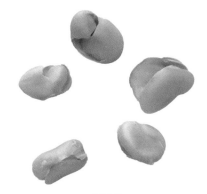

蚕豆壳

4. **治吐血** 蚕豆壳煎汤，日服。出自《秘方集验》(清·王梦兰)。

5. **治胎漏** 蚕豆壳炒熟研末，加糖调服。出自《种福堂公选良方》(清·叶天士)。

6. **治疬串** 蚕豆壳，麻油浸泡，烘焙研末，调搽患处。出自《行箧检秘》(佚名)。

7. **治脾胃虚弱、消化不良**[2] 蚕豆壳磨粉，加红糖适量，沸水冲服。

8. **治高血压**[3] 蚕豆壳，夏枯草，女贞子，车前草，冬瓜皮，金钱草。水煎服。

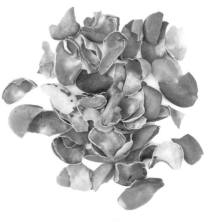

蚕豆壳（饮片）

参考文献

[1] 阎娥，刘建利，原江锋，等. 蚕豆壳中原花青素的提取及抗氧化性研究 [J]. 食品工业科技，2009，(2)：65-67.

[2] 刘光泉. 蚕豆药用便方 [J]. 湖南农业，2003，00(13)：27.

[3] 陆建华. 降压灵糖浆治疗高血压 [J]. 江苏医药，1977，(2)：33.

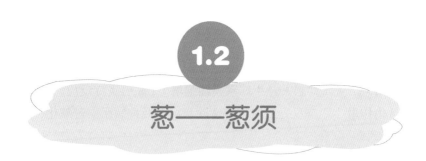

1.2

葱——葱须

葱

（Cōng）

葱是生活中常用的调味料，我国是葱的原产地之一，《山海经》中已经有葱的记载，现在全国各地广泛栽培。葱的全身都是宝，葱白、葱叶、葱子皆可入药，平时我们扔掉的葱须也有药用价值。

葱须

（Cōngxū）

葱须又名葱根，为百合科植物葱 *Allium fistulosum* L. 的须根。全年均可采收，鲜用或晒干。

【性味归经】味辛，性温。归肺经。

【功能主治】祛风散寒，解毒，散瘀。主治风寒头痛，喉疮，痔疮，冻伤。

【用法用量】内服：煎汤，6～9 g；或研末。外用：研末作吹药或煎水熏洗。

【代表方剂】

1. **葱豉黄酒汤** 豆豉，葱须，黄酒。具有解表和中之功效，主治风寒感冒。出自《食疗本草》（唐·孟诜）。

2. **槐枝散** 槐枝，无食子，马齿苋，生地黄，海螵蛸，胡桃，青橘皮，地黄花，皂荚，槲叶，葱须。主治须黄白。出自《圣济总录》（卷一二一）（宋·太医院）。

3. **散瘀和伤汤** 番木鳖，红花，生半夏，骨碎补，甘草，葱须。主治碰撞损伤，瘀血积聚。出自《医宗金鉴》（卷八十八）（清·吴谦）。

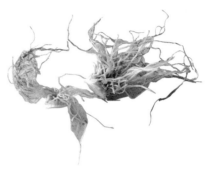

葱须

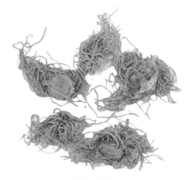

葱须（饮片）

【临床应用】

1. **解烦热，补虚劳，治伤寒头痛、寒热及冷痢肠痛，解肌发汗** 葱须，豆豉。浸酒煮饮。出自《食疗本草》（唐·孟诜）。

2. **治喉中疮肿** 葱须，胆矾。研匀吹患处。出自《杜壬医准》（宋·杜壬）。

3. **治冻伤** 葱须，茄根。水煎洗泡患处。出自《中草药新医疗法资料选编》（内蒙古自治区革命委员会卫生局、科技局）。

4. **治牡痔** 葱须，桃叶。水煎，入盆内，趁热熏洗，日三两度。出自《圣济总录》（宋·太医院）。

5. **治关节炎、肩周炎**[1] 细盐，葱须，生姜。炒热敷患处，有追风祛湿之功效。

生活小妙招

　　1. **葱须开胃**　葱须洗净,后加盐、揉透,腌制 20 分钟。取豆腐丝,加糖提鲜,再放少许酱油和辣椒油提味,能起到开胃的作用。
　　2. **通鼻塞**　姜汤熬制时加入葱须一起熬煮,可通鼻塞。

参考文献

[1]　周晓博. 验方三则 [J]. 开卷有益(求医问药), 2014,(4): 46.

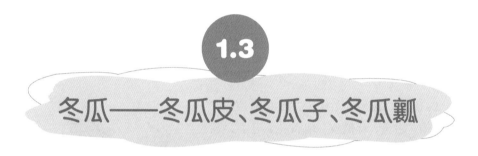

1.3

冬瓜——冬瓜皮、冬瓜子、冬瓜瓤

冬瓜

冬瓜
(Dōngguā)

　　冬瓜是一年生草本,四季都会吃到的蔬菜,《神农本草经》中已有栽培记载。主产地为河北、河南、安徽、江苏、浙江、四川等。它的全身都是宝:冬瓜藤清肺化痰、通经活络;冬瓜叶清热、利湿、解毒。而且,吃冬瓜的时候,被我们丢弃的皮、子、瓤等湿垃圾,也是很有用的中药。

冬瓜皮
(Dōngguāpí)

　　冬瓜皮又名白瓜皮、白冬瓜皮,为葫芦科植物冬瓜 *Benincasa hispida*(Thunb.) Cogn. 的干燥外层果皮。食用冬瓜时,洗净,削取外层果皮,晒干。

【化学成分】

1. **挥发油** 如正己烯醛、甲酸正己醇酯等。

2. **三萜类化合物** 如己酸异多花独尾草烯醇酯、黏霉烯醇、西米杜鹃醇等。

3. **甾醇** 如 24-己本胆甾 -7、24-己本胆甾 -7- 烯醇、24-己基胆甾 -7, 22- 二烯醇等。

4. **维生素类** 如维生素 B_1、烟酸、胡萝卜素等。

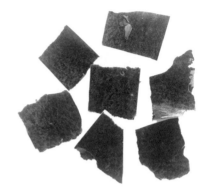

冬瓜皮

【性味归经】味甘,性凉。归脾、小肠经。

【功能主治】利尿消肿。主治水肿胀满,小便不利,暑热口渴,小便短赤。

【药理作用】

1. **利尿作用**[1, 2] 冬瓜皮水提取物对大鼠有利尿降压作用,可以增加大鼠的排尿量,降低血压。

2. **降糖作用**[3] 用冬瓜皮提取物对肥胖小鼠进行治疗,结果显示冬瓜皮提取物具有降低血清和肝脏甘油三酯含量以及空腹血糖,并改善糖耐量的作用。

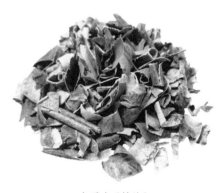

冬瓜皮(饮片)

3. **抗氧化作用**[4, 5] 冬瓜皮水提取物对羟自由基、超氧阴离子自由基具有明显的清除及还原能力。

4. **抑菌作用**[6] 冬瓜皮提取物对小麦赤霉病原菌、小麦纹枯病病原菌、棉花枯萎病病原菌的生长抑制率在 80% 以上,对玉米大斑病病原菌生长抑制率达 93.8%。

5. **解毒作用**[7, 8] 冬瓜皮炭炒后可抑制尿素氮、肌酐、尿酸等的活性,主治尿毒症,对慢性肾衰竭大鼠具有明显的治疗作用。

【用法用量】内服:煎汤,15～30 g。外用:适量,煎水洗。

【代表方剂】

1. **化油轻身颗粒** 何首乌,玄参,陈皮,益母草,龙胆,黄芪,冬瓜皮,陈皮,夏枯草。本品具有补脾益气,渗湿止泻之功效。主治脾胃虚弱所致的大便溏泄,饮食减少,食后腹胀,倦怠懒言,以及慢性肠炎见上述证候者。出自《中华人民共和国卫生部药品标准中药成方制剂》(第十七册)。

2. **肾炎消肿片** 桂枝,泽泻,陈皮,香加皮,苍术,茯苓,姜皮,大腹皮,关黄柏,椒目,冬瓜皮,益母草。本品具有健脾渗湿,通阳利水之功效。主治急、慢性肾炎脾虚湿肿证候。临床表现为肢体水肿,晨起面肿甚,午后腿肿较重,按之凹陷,身体重困,尿少,脘胀食少,舌苔白腻,脉沉缓。出自《中华人民共和国药典》(2020年版)(一部)。

3. **多皮饮** 地骨皮,五加皮,桑白皮,干姜皮,大腹皮,白鲜皮,粉丹皮,赤茯苓皮,冬瓜皮,扁豆皮,川槿皮。具有健脾利湿,涤清胃肠积滞,辛温和胃,祛风止痒,凉血和血化斑,泄肺而清皮毛之功效。主治亚急性、慢性荨麻疹。出自《赵炳南临床经验集》(北京中医医院)。

4. **瓜皮赤豆汤** 冬瓜皮,西瓜皮,白茅根,玉米须,赤小豆。具有利水消肿之功效。主治小儿急性肾炎所致的小便不利、全身水肿。出自《现代实用中药》(现代·叶橘泉)。

【临床应用】

1. **治水肿** 冬瓜皮,五加皮,干姜皮。水煎服。出自《湖南药物志》(现代·蔡光先)。

2. **治肾炎、小便不利、全身水肿** 冬瓜皮,西瓜皮,白茅根,玉蜀黍蕊,赤小豆。水煎服。出自《现代实用中药》(现代·叶橘泉)。

3. **治体虚水肿** 冬瓜皮,赤小豆,红糖适量。煮烂,食豆服汤。出自《浙江药用植物志》。

4. **治咳嗽** 冬瓜皮,蜂蜜少许,水煎服。出自《滇南本草》(明·兰茂)。

5. **治夏日暑热口渴,小便短赤** 冬瓜皮、西瓜皮等量。煎水代茶饮。出自《四川中药志》。

6. **治消渴不止,小便多** 冬瓜皮,麦冬,黄连。水煎服。出自《食物中药与便方》(现代·叶橘泉)。

7. **治妇人乳痈毒气不散** 冬瓜皮研取汁,当归研细,以冬瓜汁调涂之,以愈为度。出自《普济方》(明·朱橚等)。

8. **治跌扑伤损** 干冬瓜皮,牛皮胶。入锅炒,研末,好酒热服。出自《摘玄方》(明·佚名)。

9. **治手足冻疮** 冬瓜皮,茄根。煎汤热洗。出自《医便》(明·王三才)。

10. **催乳** 冬瓜皮,鲜鲫鱼,同炖服。出自《安徽中草药》。

【注意事项】因营养不良而致虚肿者慎用。

💡 **生活小妙招**

1. **减肥、消肿**　冬瓜皮的脂肪含量很低，含有的维生素也能很好地将身体的一部分淀粉、脂肪等物质，转化成热量排出去。可见冬瓜皮有助于减肥；另外，冬瓜皮味甘性凉，有利尿消肿的功效。

2. **清肺消毒**　冬瓜皮中含有核黄素，有清肺止咳的作用，能有效地将身体的毒素排出体外。可晒干后代茶饮。

冬瓜子
（Dōngguāzǐ）

冬瓜子，又名白瓜子、瓜子、瓜瓣、冬瓜仁、瓜犀，为葫芦科植物冬瓜的干燥种子。食用冬瓜时，取种子，洗净，干燥。

【化学成分】

1. **冬瓜子油**　如酰基甘油。

2. **脂肪酸**　如亚油酸、硬脂酸、棕榈酸等。

3. **脂类**　如磷脂酰胆碱、磷脂酰己醇胺、磷脂酰丝氨酸等。

4. **甾醇类**　如 β-谷甾醇、菜油甾醇、豆甾醇等。

5. **三萜类**　如黏霉烯醇、西米杜鹃醇、5, 24-葫芦二烯醇等。

【性味归经】味甘，性微寒。归肺、大肠经。

【功能主治】清热化痰，排脓利湿。主治痰热咳嗽，肺脓疡，阑尾炎，白带异常。

【药理作用】

1. **对胰蛋白酶的抑制作用**　冬瓜子具有抑制胰蛋白酶活性的作用。

2. **抗肿瘤作用**[9-11]　冬瓜子能抑制组胺分泌，并通过增强免疫力发挥抗肿瘤效果；冬瓜子对小鼠B细胞有显著的增殖作用，能增强腹

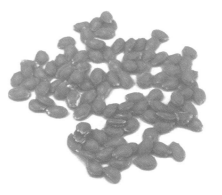

冬瓜子

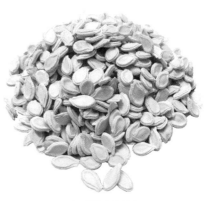

冬瓜子（饮片）

膜巨噬细胞抗肿瘤活性,增强免疫球蛋白抗体活性,延长纤维肉瘤小鼠的存活时间。

3. 抗氧化作用[12, 13] 冬瓜子具有抗氧化效果及血管紧张素转化酶抑制活性,水提取物具有清除羟自由基、超氧自由基作用以及抗体外脂质过氧化作用,其抗氧化能力与总酚类物质和超氧化物歧化酶活性有关。

4. 抗炎及镇痛、解热作用[14, 15] 冬瓜子提取物能显著抑制大鼠足趾肿胀,减小大鼠足容积,具有较强镇痛活性,可有效减轻疼痛。另外,冬瓜子提取物也具有良好的外周镇痛作用及解热作用。

5. 抗糖尿病作用[16] 冬瓜子粉末能提高体内肝糖原含量,且肾蛋白明显增多,促进血浆甘油酸酯和游离脂肪酸恢复正常,具有良好的抗糖尿病活性。

6. 除痰及抑制肺纤维化作用[17, 18] 冬瓜子的浓煎液能促进黏液分泌,因此有祛痰的效果,并且能预防胃炎。冬瓜子提取物能有效下调转化生长因子和肿瘤坏死因子的水平,延缓肺纤维化进程。

7. 抑制前列腺增生作用[19, 20] 有研究发现,冬瓜子提取物对前列腺细胞有抗血管增生作用,冬瓜子油对睾酮诱导的小鼠前列腺增生有抑制作用。

8. 抑菌作用[21] 冬瓜子中的两种多肽具有转移酶抑制活性及抗真菌活性。冬瓜子提取物对金黄色葡萄球菌、大肠杆菌有较好的抑菌效果。

【**用法用量**】内服:煎汤,9～15 g;或研末。外用:研末作吹药。

【**代表方剂**】

1. 前列舒丸 熟地黄,薏苡仁,冬瓜子,山茱萸,山药,牡丹皮,苍术,桃仁,泽泻,茯苓,桂枝,制附子,韭菜子,淫羊藿,甘草。具有扶正固本、益肾利尿的功效。主治肾虚所致的淋证,症见尿频、尿急、排尿滴沥不尽;慢性前列腺炎及前列腺增生症见上述证候者。出自《中华人民共和国药典》(2020 年版)(一部)。

2. 柏子仁散 柏子仁,炒冬瓜子,炒冬葵子,茯苓。主治妇人风虚劳冷,气血不调,手脚挛急,头目旋眩,肢节烦疼痛。出自《太平圣惠方》(卷七十)(宋·王怀隐等)。

3. 大黄散 大黄,桂枝,冬瓜子,滑石,朴消。主治脐下绞痛,妨闷,大小便秘涩。出自《圣济总录》(卷九十五)(宋·太医院)。

【**临床应用**】

1. 治消渴不止,小便多 干冬瓜子,麦冬,黄连。水煎饮之。出自《摘玄方》(明·佚名)。

2. 治白带异常 冬瓜子,金银花,土茯苓。碎成细粉,混匀备用。水煎服。出自《实用蒙药学》(现代·仓都古仁)。

3. 治男子五劳七伤,明目 冬瓜子,搅沸汤中三遍,暴干,以酢浸一宿,日三服之。出自《备急千金要方》（唐·孙思邈）。

【注意事项】脾胃虚寒者慎服。

 生活小妙招

1. **冬瓜子菊花茶** 冬瓜子、菊花放入锅内，加入适量清水，大火煮沸，文火烧 8 分钟左右，后焖 2 分钟左右，即可饮用，可以根据个人口味加入冰糖。具有清热解毒、清肺化痰的功效。

2. **冬瓜子胖大海茶** 冬瓜子、胖大海放入锅内，加入适量清水，大火煮沸，文火烧 15 分钟左右，后焖 2 分钟左右，即可饮用。具有清热润肺、利咽开音、润肠通便的功效。

3. **冬瓜子金银花茶** 冬瓜子、金银花放入锅内，加入适量清水，大火煮沸，文火烧 15～20 分钟，关火即可。具有清热解毒、清肺化痰、消痈排脓的功效。

4. **冬瓜子蒲公英茶** 冬瓜子、蒲公英放入锅内，加入适量清水，大火煮沸，文火烧 30 分钟左右，关火即可。具有清热解毒、消肿散结、利尿通淋的功效。

冬瓜瓤

（Dōngguāráng）

冬瓜瓤，又名冬瓜练，为葫芦科植物冬瓜的果瓤。食用冬瓜时，收集瓜瓤鲜用。

【化学成分】

1. **有机酸** 如丙醇二酸。

2. **维生素类** 如维生素 B_1、维生素 B_2、烟酸等。

3. **生物碱** 如葫芦巴碱。

【性味归经】味甘，性平。归肺、膀胱经。

【功能主治】清热止渴，利水消肿。主治热病烦渴，消渴，淋证，水肿，痈肿。

【药理作用】

降脂作用 冬瓜瓤能抑制糖类物质转化为脂肪，因可防止人体内脂肪堆积而有减肥效果。

【用法用量】内服：煎汤，30 ～ 60 g；或绞汁。外用：煎水洗。

【临床应用】

1. **治消渴热或心神烦乱** 冬瓜瓤。捣碎水

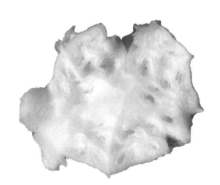

冬瓜瓤

煎，去滓温服。出自《太平圣惠方》（宋·王怀隐等）。

2. 治水肿烦渴，小便赤涩 冬瓜瓤。以水煮令熟，和汁淡食之。出自《太平圣惠方》（宋·王怀隐等）。

参考文献

［1］陈晓娟，溪茜，黄兆富，等. 中药饮剂对大鼠降压和利尿的效果［J］. 第四军医大学学报，2000，21（12）：237-238.

［2］王安田，孙福祥. 冬瓜皮利尿作用的试验观察［J］. 江苏中医，1964，（10）：10-12.

［3］GU M, FAN S J, LIU G G, et al. Extract of wax gourd peel prevents high-fat diet-induced hyperlipemia in C57BL/6 mice via the inhibition of the PPAR gamma pathway［J］. Evidence-based Complementary and Alternative Medicine, 2013, 2013（2）：3-4.

［4］康如龙，刘倩，苏小建，等. 冬瓜皮提取物抗氧化性活性的研究［J］. 食品科技，2013，38（3）：218-222.

［5］HUANG H Y, HUANG J J, TSO T K, et al. Antioxidant and angioten-sionconverting enzyme inhibition capacities of various parts of *Benincasa hispida*（wax gourd）［J］. Nahrung-Food, 2004, 48（3）：230-233.

［6］范会平，李嘉，陈月华，等. 冬瓜皮提取物抑菌活性研究［J］. 医药论坛杂志，2018，39（1）：126-128.

［7］王一硕，张娟，张振凌. 冬瓜皮炭的炮制工艺优选及体外吸附尿毒素活性考察［J］. 中国实验方剂学杂志，2013，19（22）：9-11.

［8］王一硕，张娟，刘鸣昊，等. 冬瓜皮炭对慢性肾功能衰竭大鼠的治疗作用观察［J］. 中医学报，2014，29（9）：1317-1319.

［9］YOSHIZUMI S, MURAKAMI T, KADOYA M, et al. Medicinal food stuffs. XI. histamine release inhibitors from wax gourd, the fruits of *Benincasa hispida* Cogn［J］. Yakugaku Zasshi, 1998, 118（5）：188-192.

［10］LEE K H, CHOI H R, KIM C H, et al. Anti-angiogenic effect of the seed extract of *Benincasa hispida* Cogniaux［J］. J Ethnopharmacol, 2005, 97（3）：509-513.

［11］KUMAZAWA Y, NAKATSURU Y, YAMADA A, et al. Immunopotentiator separated from hot water extract of the seed of *Benincasa cerifera* Savi（Tohgashi）［J］. Cancer Immunol Immunother, 1985, 19（2）：79-84.

［12］HUANG H Y, HUANG J J, TSO T K, et al. Antioxidant and angiotension-converting enzyme inhibition capacities of various parts of *Benincasa hispida*（waxgourd）［J］. Nahrung, 2004, 48（3）：230-233.

［13］周清，江浩，高云涛，等. 冬瓜子水提取物抗氧化作用研究［J］. 微量元素与健康研究，2010，27（5）：22-23.

［14］GILL N S, DHIMAN K, BAJWA J, et al. Evaluation of free radical scavenging, anti-inflammatory and analgesic potential of *Benincasa hispida* seed extract［J］. Int J Pharmacol, 2010, 6（5）：79-84.

［15］OADRIE Z L, HAWISA N T, KHAN M W, et al. Antinociceptive and anti-pyretic activity of *Benincasa hispida*（Thunb.）Cogn in Wistar albino rats［J］. Pak J Pharm Sci, 2009, 22（3）：287-290.

［16］LIM S J, KIM Y R. Effects of *Benincasa hispida* seeds intake on blood glucose and lipid levels in streptozotocin induced diabetic rats[J]. Korean J Nutr, 2004, 37（4）: 259-265.

［17］ MOON M K, KANG D G, LEE Y J, et al. Effect of *Benincasa hispida* Cogniaux on high glucose-induced vascular inflammation of human umbilical vein endothelial cells[J]. Vasc Pharmacol, 2009, 50（3-4）: 116-122.

［18］ 姜文, 周兆山, 胡海波, 等. 茯苓、薏苡仁与冬瓜子对肺纤维化大鼠血清 TGF-β1 和 TNF-α浓度影响 [J]. 齐鲁医药杂志, 2013, 28（3）: 237-240.

［19］ LEE K H, CHOI H R, SUTTER M. Anti-angiogenic effect of the seed extract of *Benincasa hispida* Cogniaux[J]. J Ethnopharmacol, 2005, 97（3）: 509-513.

［20］ NANDECHA C, PHARM M, NAHATAA, et al. Effect of *Benincasa hispida* fruits on testosterone induced prostatic hypertrophy in albino rats[J]. Current Therapeutic Research, 2010, 71（5）: 331-343.

［21］ NG T B, PARKASH A, TSO W W. Purification and characterization of α - and β -benincasins, arginine/glutamate-rich peptides with translation-inhibiting activity from wax gourd seeds[J]. Peptides, 2003, 26（1）: 9-13.

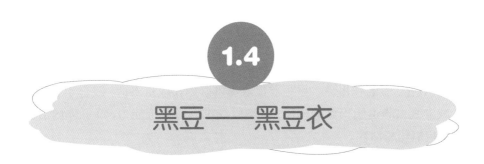

1.4

黑豆——黑豆衣

黑 豆
（Hēidòu）

黑豆即黑色种皮的大豆, 一年生草本, 是我国原生物种, 原产于东北, 在民间的饮食文化中, 黑色食物被认为是营养丰富的上等食品, 黑豆也位列其中, 营养价值很高。黑豆外面的种皮, 其实也是一味非常有价值的中药。

黑豆衣
（Hēidòuyī）

本品为豆科植物大豆 *Glycine max*（L）Merr. 黑色的种皮。取黑豆用清水浸泡,待其发芽后，搓下种皮，晒干，贮藏于干燥处，主产于东北、河北、山东多地。

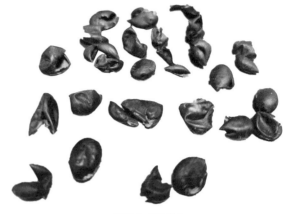

黑豆衣（饮片）

【化学成分】[1-4]

1. **黄酮类** 如原花青素 B_2、没食子酸、槲皮素等。

2. **酯类** 如原儿茶酸乙酯、原儿茶酸甲酯等。

3. **酚类** 如丁香酸、香豆酸、阿魏酸等。

【性味归经】味甘，性平。入肝、肾经。

【功能主治】具有养血疏风之功效。主治阴虚烦热，盗汗，眩晕，头痛。

【药理作用】

1. **降糖作用**[5] 黑豆衣中含有的原儿茶酸甲酯、原儿茶酸乙酯等多种物质具有消除 α-葡萄糖苷酶抑制活性的作用。

2. **抗氧化、衰老作用**[6] 黑豆衣提取物可以延长线虫寿命，改善年老线虫运动能力，减少线虫肠道脂褐素的积累；可增强线虫应激抵抗能力，降低体内活性氧水平，增加抗氧化酶活性。

3. **抗阿尔茨海默病作用**[7] 黑豆衣提取物可增加衰老线虫运动能力，延缓线虫瘫痪，增加线虫体内抗氧化酶活性，清除体内活性氧，可使线虫头部 β-淀粉样蛋白聚集明显减少。

4. **抗肿瘤活性作用**[8] 黑豆衣中的花青素作用于细胞后，引起了线粒体膜电位的降低，促进肿瘤细胞凋亡相关蛋白的表达，从而抑制抗凋亡相关蛋白的表达。

5. **抗菌作用**[9] 黑豆衣醇提取物对葡萄球菌、白喉杆菌、伤寒杆菌、副伤寒杆菌、大肠杆菌均有抑制作用。

6. **降血脂作用**[10] 黑豆衣煎剂喂饲高脂血症大鼠，对大鼠的血浆胆甾醇、甘油三酯的含量有明显降低作用。

7. **抗血小板聚集作用** 黑豆衣煎剂或散剂喂饲腺苷二磷酸诱导的大鼠，对大鼠血小板聚集有抑制作用。

【用法用量】内服：煎汤，10～25 g。

【临床应用】

1. **治痘疮目翳，小儿尿灰疮** 黑豆衣，生用，捣烂敷于患处。出自《本草纲目》

（明·李时珍）。

2. 治阴虚盗汗 黑豆衣，浮小麦。水煎服。出自《张聿青医案》（清·张聿青）。

3. 治脾虚肾亏，腹痛便泄不止 石斛，黑豆衣，淡秋石，炒木瓜皮，女贞子，炙黑草，侧柏炭，炒白芍，天冬，蛤壳粉。水煎服。出自《张聿青医案》（清·张聿青）。

4. 治经血过多 当归，炒枣仁，黑豆衣，杜仲，茜草炭，沙苑子，菊花，海螵蛸，藿香正气丸，茯神。水煎服。出自《张聿青医案》（清·张聿青）。

5. 治气滞血少，血不养肝 党参，黑豆衣，生地黄，天冬，新会皮，当归，炙黑草，川石斛，菊花，川断，炒山药，沙苑子，杜仲，川芎，茯神，熟地黄，菟丝子，白术，炒萸肉，芡实，杭白芍，肉苁蓉，制香附，泽泻，炒枣仁，枸杞子，砂仁，鹿角胶，龟板胶，阿胶。上药收膏，每晨服。出自《张聿青医案》（清·张聿青）。

6. 治耳鸣头晕 归身，海螵蛸，川断，女贞子，旱莲草，黑豆衣，阿胶珠，沙苑子（盐水炒），茯神，苏梗，蒲黄炭，生白术。水煎服。出自《张聿青医案》（清·张聿青）。

参考文献

［1］ 马成红. 青仁黑豆皮化学成分分析及应用 [D]. 长春：长春理工大学，2019.

［2］ 翟硕. 黑豆皮有效成分的提取及其对肾损伤修复的研究 [D]. 长春：长春工业大学，2018.

［3］ 阿拉西·斯尔克米德克，冯子倩，李艳芳，等. 黑豆皮茶中酚酸类物质组成分析及抗氧化能力 [J]. 上海交通大学学报（农业科学版），2017，35（5）：44–49，73.

［4］ 林纪伟. 黑豆皮中多酚类成分分析 [D]. 天津：天津科技大学，2011.

［5］ 李勇，芦冬涛，董川，等. 黑豆皮中天然产物抗氧化及降糖活性筛选 [J]. 山西大学学报（自然科学版），2021，（6）：1186–1192.

［6］ 张瑞芬，黄昉，徐志宏，等. 黑豆皮提取物抗氧化和延缓衰老作用研究 [J]. 营养学报，2007，29（2）：160–162.

［7］ 温新华. 黑豆皮花青素对 C.elegans 衰老及阿尔茨海默症的影响 [D]. 太原：山西大学，2020.

［8］ 李新. 黑豆皮花青素性质及抑制肿瘤细胞增殖的研究 [D]. 太原：山西大学，2015.

［9］ 苏适，李月，董立强，等. 黑豆皮花青素的提取及体外抗菌活性研究 [J]. 哈尔滨商业大学学报（自然科学版），2020，36（5）：532–536.

［10］ 陈萍，张保石. 黑豆皮花青素降血脂及抗氧化效果 [J]. 河北大学学报（自然科学版），2016，36（5）：524–528.

1.5

黄瓜——黄瓜皮、黄瓜子

黄 瓜
（Huángguā）

黄瓜，一年生蔓生或攀缘草本，果实是餐桌上的常客，不仅能炒菜还能当作水果生吃，是非常受人们喜爱的蔬菜之一。有些人在食用黄瓜时常去皮去子，其实它们也具有药用价值。

黄瓜皮
（Huángguāpí）

黄瓜皮，又名金衣，为葫芦科植物黄瓜 *Cucumis sativus* L. 的果皮。夏、秋季采收，刨下果皮，晒干或鲜用。黄瓜在我国各地均有栽培，一年四季均有采收。

【化学成分】

1. **醛类** 如 2-己烯醛、3-甲基己醛、6-壬烯醛等。

2. **杂环类** 如 7-辛烯-2-酮、5-癸酮、2-正戊基呋喃等。

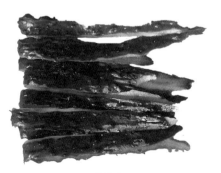

黄瓜皮

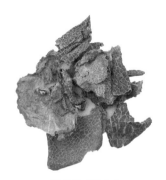

黄瓜皮（饮片）

3. **茚类**　如 1- 亚甲基 -1*H*- 茚。

4. **酯类**　如 2- 甲基己酸甲酯、佛手柑内酯等。

5. **萜类**　如 β- 法尼烯、角鲨烯等。

6. **生物碱类**　如阿茶碱。

【**性味归经**】味甘，性凉。归脾、膀胱经。

【**功能主治**】清热，利水，通淋。主治水肿尿少，热结膀胱，小便淋痛。

【**药理作用**】

利尿作用　黄瓜皮在用药期间可明显使尿量增多，而在停药后尿量恢复近正常，且用药期间有血压下降的现象。

【**用法用量**】内服：15～25 g。外用：适量。

【**临床应用**】

治水肿　黄瓜皮，醋煎，空腹服用。出自《吉林中草药》(吉林人民出版社)。

 生活小妙招

　　敷面膜　黄瓜皮有充足的水分和多种营养元素，将削下的黄瓜皮直接敷在脸上，有很好的收缩毛孔的效果。

黄瓜子

（**Huángguāzǐ**）

　　黄瓜子，又名哈力苏，为葫芦科植物黄瓜的干燥成熟种子。夏、秋二季取成熟的老黄瓜，剖开，取出种子，晒干。黄瓜在全国各地均有种植。

【**化学成分**】[1, 2]

　　1. **甾醇类**　如松藻甾醇、蔓桐甾醇、异岩藻甾醇等。

　　2. **有机酸**　如油酸、亚油酸、棕榈酸等。

　　3. **黄酮类**　如异槲皮苷、芸香苷等。

【**性味归经**】味甘、咸，性凉。归脾、胃、大肠经。

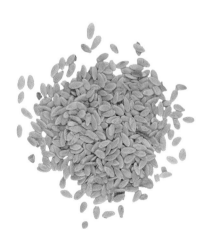

黄瓜子（饮片）

【功能主治】续筋接骨，祛风，消痰。主治骨折筋伤，风湿痹痛，老年痰喘。

【药理作用】

1. **补钙作用，治疗骨质疏松**[3-6]　黄瓜子中含有的植物甾醇及钙、镁、锌、铜等元素均与骨的形成有重要联系，对补钙、壮骨及治疗骨质疏松具有良好的效用，可明显增加骨密度。黄瓜子可作为分离肽的原料，与钙螯合成一种新型补钙剂，增加钙溶解度，从而改善人体对钙的吸收。

2. **抗炎、祛痰镇咳作用**[7]　黄瓜子中含有多种甾醇类物质，对炎症因子有明显的抑制作用，有类似于氢化可的松等的抗炎作用。黄瓜子提取物对于急性支气管炎导致的咳嗽有一定的抑制作用，且有明显的祛痰作用。

3. **抑制胆固醇吸收作用**[8-11]　黄瓜子中含有多种脂肪酸，能降低血清中胆固醇、甘油三酯、非高密度脂蛋白和高密度脂蛋白的水平，抑制动脉血栓形成和预防动脉粥样硬化。

4. **抗凝溶栓作用**[12]　黄瓜子对颈总动脉血栓模型大鼠有较好的抗凝血和溶解血栓的作用，可显著延长大鼠凝血及出血时间。

5. **抗氧化及抗疲劳作用**[13]　黄瓜子中富含的植物甾醇对皮肤有较强的渗透性，能够使皮肤保持湿润和柔软，促进皮脂分泌，并且能够使干燥硬化的角质皮肤恢复柔软，也可防治皮肤晒伤。黄瓜子中含有的多糖具有抗氧化能力，能够有效地清除体内自由基，抑制细胞损伤，缓解疲劳，提高血浆总蛋白和血红蛋白水平。

【用法用量】内服：研末，3～10 g；或入丸、散。外用：研末调敷。

【代表方剂】

1. **骨折挫伤胶囊**　猪骨，炒黄瓜子，煅自然铜，红花，大黄，当归，醋乳香，醋没药，血竭，土鳖虫。具有舒筋活络、接骨止痛之功效。主治跌打损伤，消肿散瘀，扭腰岔气等症。出自《中华人民共和国药典》(2020年版)(一部)。

2. **归红跌打丸**　当归，防风，红花，制天南星，白芷，三七，黄瓜子。具有活血散瘀之功效。主治跌打损伤，血瘀作痛。出自《中华人民共和国卫生部药品标准中药成方制剂》(第二册)。

3. **骨疏康颗粒**　淫羊藿，熟地黄，骨碎补，黄芪，丹参，木耳，黄瓜子。具有补肾益气、活血壮骨之功效。主治肾虚、气血不足所致的中老年骨质疏松症，伴有腰脊酸痛、足膝酸软、神疲乏力等症。出自《中华人民共和国药典》(2020年版)(一部)。

【临床应用】

1. **治伤筋骨折**　古钱，黄瓜子，麝香。白酒送服。出自《实用蒙药学》(现代·仓都古仁)。

2. **治跌打损伤，风湿性腰腿痛** 黄瓜子，蛇蜕，共研细末，分次服。出自《辽宁常用中草药手册》。

3. **治老年哮喘** 黄瓜子，核桃仁，杏仁，蜂蜜。混合捣碎，睡前服。出自《吉林中草药》。

参考文献

［1］贾昊玺，陆大东，卞宁生，等. 黄瓜化学成分的提取与研究 [J]. 天然产物研究与开发，2008，20（3）：388-394.

［2］关复敏，杜中梅，贾天柱. ICP-MS 法测定黄瓜子中无机元素 [J]. 中国中药杂志，2008，6（2）：15.

［3］连娟，刘佳贤，暴雪丽，等. 黄瓜子复合物对去势大鼠骨质疏松症的影响 [J]. 湖南中医药大学学报，2021，41（4）：523-527.

［4］周建烈，陈声. 骨质疏松性骨折防治新概念：补充韧骨元素镁、锌、铜、锰 [J]. 中国骨质疏松杂志，2012，18（12）：1145-1153.

［5］蔡伟明，李延平. 黄瓜子多肽的抗骨质疏松作用 [J]. 中国医院药学杂志，2011，31（16）：1333-1335.

［6］WANG X, GAO A, CHEN Y, et al. Preparation of cucumber seed peptide-calcium chelate by liquid state fermentation and its characterization[J]. Food Chem, 2017, 229：487-494.

［7］陈凤清，孙秋芹，傅玉全，等. 黄瓜子粉止咳成分提取工艺及生物活性探究 [J]. 白城师范学院学报，2020，34（5）：27-32，69.

［8］许继取. 亚麻酸对高脂大鼠血脂影响及促进肝脏 SRBI 表达机制研究 [D]. 武汉：华中科技大学，2006.

［9］张泽生，侯冬梅，贺伟，等. 植物甾醇对高血脂大鼠血脂水平的影响 [J]. 食品科学，2011，32（11）：306-309.

［10］POUTEAU E B, MONNARD I E, PIGUET-WELSCH C, et al. Non-esterified plant sterols solubilized in low fat milks inhibit cholesterol absorption[J]. Eur J Nutr, 2003, 42（3）：154-164.

［11］邹莉芳，沈以红，黄先智，等. 食品功能性成分降血脂作用机理研究进展 [J]. 食品科学，2016，37（5）：239-244.

［12］王萍，陈丽艳，孙银玲，等. 黄瓜子蛋白纤溶活性及抗凝溶栓作用研究 [J]. 吉林中医药，2017，37（2）：180-183.

［13］郝艳娟，蔡瑜，高江悦，等. 黄瓜子通过改善小鼠氧化应激延缓疲劳作用 [J]. 中国老年学杂志，2019，39（2）：382-384.

1.6

苦瓜——苦瓜子

苦 瓜
（Kǔguā）

《本草纲目》记载："苦瓜原出南番，今闽、广皆种之。五月下子，生苗引蔓，茎叶卷须，并如葡萄而小。七八月开小黄花，五瓣如碗形。结瓜长者四五寸，短者二三寸，青色，皮上痱瘟如癞及荔枝壳状，熟则黄色自裂，内有红瓤裹子。瓤味甘可食。其子形扁如瓜子，亦有痱瘟。南人以青皮煮肉及盐酱充蔬，苦涩有青气。"中医认为，苦能泄热，在夏季食用苦瓜，可以达到很好的清热解毒的效果。但在食用苦瓜时，很多人把苦瓜子都扔掉了，其实我们稍加炮制，苦瓜子就能变湿垃圾为宝，成为有用的药材。

苦瓜子
（Kǔguāzǐ）

苦瓜子，为葫芦科植物苦瓜 *Momordica charantia* L. 的种子。9～10 月采收成熟果实，剖开，去除假种皮收取种子，洗净，晒干，可食，甜。苦瓜广泛栽培于全球热带到温带地区，在我国各地均有栽培。

【化学成分】

1. **糖与糖苷类** 如海藻糖、长寿花糖苷、3β- 羟基 -3-O-β-D- 吡喃葡萄糖苷等。

2. **甾醇类** 如 β- 谷甾醇、胡萝卜甾醇等。

3. **生物碱** 如尿嘧啶、烟酰胺等。

4. **皂苷类** 如苦瓜子苷。

5. **烯烃类** 如苦瓜烃。

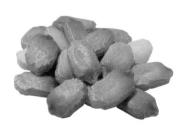

苦瓜子

6. **萜类**　如 β- 苦瓜素。

7. **蛋白类**　如 α- 苦瓜子蛋白、β- 苦瓜子蛋白等。

【**性味归经**】味苦、甘,性温。归肾、脾经。

【**功能主治**】温补肾阳。主治肾阳不足,小便频数,遗尿,遗精,阳痿。

【**药理作用**】

1. **堕胎作用**[1]　苦瓜子分离所得的苦瓜素能引起孕小鼠早期和中期流产,在培养的小鼠胚胎早期器官发生阶段有致畸作用。从苦瓜子中提取的核糖体失活蛋白质也有堕胎作用。体外试验表明,核糖体失活蛋白质对人滋养细胞和绒毛膜癌细胞的蛋白质合成的抑制作用比对其他细胞的抑制作用强。

2. **降血糖作用**[2]　苦瓜子皂苷对正常鼠、糖尿病鼠有显著的降血糖作用;对糖尿病鼠甘油三酯水平有明显降低作用。

3. **对物质代谢的影响**[3]　苦瓜子乙醚提取物可抑制促皮质素、胰高血糖素和肾上腺素促进离体大鼠脂肪细胞的脂肪分解作用,对脂肪分解也有拮抗作用。

4. **抗病毒作用**[4]　苦瓜子可分离得到一种人类免疫缺陷病毒的新抑制剂,其对人类免疫缺陷病毒蛋白致细胞病变效应有明显的抑制作用。

【**用法用量**】内服:煎汤,9 ~ 30 g;或研末。外用:研末和水洗。

【**临床应用**】

1. **治热病中暑发热,肝火目痛,痈肿丹毒及糖尿病,气管炎**　苦瓜子,黄酒。每天服,连饮半月。出自《中华食物疗法大全》(现代·窦国祥)。

2. **治阳痿不举,精液缺少或清稀**　苦瓜子,炒熟研末。黄酒服。出自《食物中药与便方》(现代·叶橘泉)。

【**注意事项**】苦瓜子若有苦味,食后可引起中毒,若出现头晕、腹泻甚至虚脱等症状,则不应再服用。

参考文献

[1] 王庆华,于长春,徐誉泰,等. α- 苦瓜素和 β- 苦瓜素的研究进展 [J]. 中草药,1995,(5):266-267,271.

[2] 刘宾. 苦瓜子的成分研究及其开发利用 [D]. 济南:山东师范大学,2005.

[3] 石竹,王京光. 苦瓜子乙醚提取物对金黄地鼠血脂及蛋白代谢的影响 [J]. 山东教育学院学报,1999,(2):51-52.

[4] 王临旭,孙永涛,杨为松,等. 苦瓜子抗人免疫缺陷病毒蛋白30的分离纯化及其切割超螺旋 DNA 的活性研究 [J]. 医学研究生学报,2004,(10):865-867.

1.7

绿豆——绿豆衣

绿 豆
（Lǜdòu）

绿豆自古就是我国劳动人民餐桌上的重要食物，在中国已有 2000 多年的栽培史。传统绿豆制品有绿豆汤、绿豆糕、绿豆酒、绿豆饼、绿豆沙、绿豆粉皮等，都是老少皆宜的食物。它的叶（绿豆叶）、花（绿豆花）、种子发出的嫩芽（绿豆芽）、种子经水磨加工而得的淀粉（绿豆粉）均可供药用。绿豆久煮之后，皮和肉就会分离，皮漂浮在上，因不喜欢皮的口感，很多人就会把绿豆皮捞出。不过，捞出的绿豆皮别急着丢弃，它还有不少妙用。

绿豆衣
（Lǜdòuyī）

绿豆衣，又名绿豆壳、绿豆皮，为豆科植物绿豆 *Vigna radiata*（L）R. Wilczek 的干燥种皮。取绿豆，用水浸泡，除去杂质，揉取种皮，晒干，贮藏于干燥处。绿豆在全国各省区多有栽培。

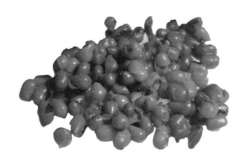

绿豆衣

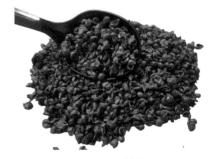

绿豆衣（饮片）

【化学成分】

1. **黄酮类**[1,2]　如牡荆素、异牡荆素、3,5,7,3',4'-五羟基黄酮醇等。

2. **多糖类**[3]　如鼠李糖、半乳糖等。

3. **多元醇**[4]　如甘露醇。

4. **膳食纤维**[5,6]　如纤维素、半纤维素等。

5. **色素类**[7-10]　如叶绿素 a。

【性味归经】味甘，性寒。归肺、肝经。

【功能主治】清暑止渴，利尿解毒，退目翳。主治暑热烦渴，泄泻，痢疾，水肿，丹毒，目翳。

【药理作用】

1. **降糖、降脂作用**[11-13]　动物实验证实，绿豆衣提取物有缓解糖尿病的疗效。口服绿豆衣提取物可显著降低空腹血糖、总胆固醇、甘油三酯和低密度脂蛋白胆固醇水平，改善糖耐量表现。绿豆衣乙醇提取物对小鼠 α-葡萄糖苷酶有较为明显的抑制作用，能降低 2 型糖尿病小鼠肝脏中血糖、糖化血红蛋白的水平。

2. **抗氧化、衰老作用**[14-16]　有研究发现，绿豆衣提取物可延长秀丽隐杆线虫的寿命。还可通过减少细胞内活性氧的积累，上调抗逆基因或蛋白的表达，增强秀丽隐杆线虫的耐热和抗氧化能力。绿豆衣中的黄酮具有清除氧自由基、提高机体抗氧化酶活性、保护受损细胞的功效，可降低血清和肝组织中的丙二醛水平，提高过氧化氢酶、总超氧化物歧化酶和谷胱甘肽过氧化物酶的活性。

3. **改善肠道菌群作用**[17,18]　绿豆衣可促进有益菌的富集和短链脂肪酸的产生。有研究表明，小鼠饮食中补充绿豆衣能显著降低高脂饮食引起的肥胖，改善肠道菌群失调，提高肠道菌落的丰富度，调节肠道菌群的构成，维持肠道健康。

4. **免疫活性作用**[19,20]　绿豆衣水提取物可显著提高致死性全身炎症的小鼠存活率，抑制单核巨噬细胞、异常增生的白细胞中高迁移率族蛋白和几种自噬因子的释放，对致死性脓毒症具有保护作用。绿豆衣中的黄酮类化合物能调控干扰素应答抗病毒酶、抗原处理因子及与蛋白酶体降解相关的蛋白质，促进对辅助性 T 细胞的免疫活化。

【用法用量】内服：煎汤或研末吞服，9～30 g。外用：研末和水洗。

【代表方剂】

1. **护心散**　绿豆衣，甘草节，琥珀，乳香，朱砂，雄黄。具有护心解毒之功效。主治疮毒内攻，口干烦躁，恶心呕吐。出自《外科方外奇方》（卷一）（清·凌奂）。

2. **加减金豆解毒汤**　金银花，绿豆衣，甘草，明矾，陈皮，蝉蜕，僵蚕。具有清热解毒、避疫祛邪之功效。主治瘟疫流行时，未病预防，或已感染者。出自《古今名方》引蒲辅周经验方（现代·解发良等）。

3. **新加翘荷汤** 连翘，薄荷梗，蝉衣，苦丁茶，栀皮，绿豆衣，射干，玄参，桔梗，苦杏仁，马勃。具有辛散风热、降火解毒之功效，主治秋瘟证，燥夹伏热化火，咳嗽，耳鸣目赤，龈肿咽痛。出自《秋瘟证治要略》（近代·曹炳章）。

4. **白菊花散** 杭白菊，绿豆衣，谷精草，夜明砂。主治小儿疮痘入眼及生翳障。出自《普济方》（卷四〇四）（明·朱橚等）。

5. **清暑饮** 青蒿露，六一散，荷叶，西瓜皮，绿豆衣，金银花露，丝瓜皮，淡竹叶，扁豆衣。具有清解暑热之功效。主治夏令外感风热，身热汗出者。出自《温热经解》（近代·沈麟）。

【临床应用】

1. **治麻疹合并肠炎** 绿豆衣。煎水，加白糖冲服，至痊愈为止。出自《中草药新医疗法资料选编》（内蒙古自治区革命委员会卫生局、科技局）。

2. **治暑热烦渴** 绿豆衣，鲜荷叶，白扁豆花。水煎服。出自《山东中草药手册》。

3. **治头晕** 绿豆衣，桑叶，荷叶。煎汤当茶饮。出自《中草药新医疗法资料选编》（内蒙古自治区革命委员会卫生局、科技局）。

4. **治水肿** 绿豆衣，冬瓜皮，赤小豆。水煎服。出自《山东中草药手册》。

5. **治斑痘目生翳** 绿豆衣，杭白菊，谷精草。研末，日三服。出自《仁斋直指方论》（宋·杨士瀛）。

🔧 **生活小妙招**

1. **用于眼疾** 绿豆衣在解毒方面的作用较强，夏季清暑，喝经小火炖煮的绿豆衣汤，有明目退翳的功效，临床用于治疗眼病。

2. **消斑美容** 绿豆衣、赤小豆、黑豆，煎煮成汤。每天服用，数月后红斑、皮疹可减少，皮肤可变得白皙。

参考文献

[1] 张竞竞，易建勇，王宝刚，等. 绿豆衣抗氧化物质的提取及初步分析 [J].食品工业科技，2008，29（12）：64-66.

[2] 程霜，杜凌云，王勇，等. 绿豆衣中抗氧剂的初步研究 [J]. 中国粮油学报，2000，15（2）：40-43.

[3] LAI F R, WEN Q B, LI L, et al. Antioxidant activities of water-soluble polysaccharide extracted from mung bean hull with ultrasonic assisted treatment[J].Carbohydrate Polymers, 2010, 81（2）: 323-329.

[4] ZHONG K, LIN W J, WANG Q, et al. Extraction and radicals scavenging activity of polysaccharides with microwave extraction from mung bean hulls[J].International Journal of Biological Macromolecules, 2012, 51（4）: 612-617.

［5］ 李积华，郑为完，杨静，等．绿豆膳食纤维的分析 [J]．食品研究与开发，2006，27（7）：176-178.

［6］ 杨末．绿豆衣可溶性膳食纤维的提取及其降血脂研究 [D]．长春：吉林农业大学，2018.

［7］ TAJODDIN M, SHINDE M, LALITHA J. Polyphenols of mung bean cultivars differing in seed coat color[J]. Journal of New Seeds, 2010, 11（4）: 369-379.

［8］ 廉雪，张泽燕，张耀文．绿豆子粒颜色的遗传分析 [J]．山西农业科学，2020，48（3）：324-326.

［9］ 花丹，张晖，钱海峰，等．绿豆色素的降解和颜色损失的研究 [J]．食品科技，2014，39（1）：263-267.

［10］ YAO Y, CHENG X Z, REN G X. Contents of D-chiro-inositol, vitexin, and isovitexin in various varieties of mung bean and its products[J]. Agricultural Sciences in China, 2011, 10（11）: 1710-1715.

［11］ JANG Y H, KANG M J, CHOE E O, et al. Mung bean hull ameliorates hyperglycemia and the antioxidant status in type 2 diabetic db/db mice[J]. Food Science and Biotechnology, 2014, 23（1）: 247-252.

［12］ HOU D Z, ZHAO Q Y, YOUSAF L, et al. A comparison between whole mung bean and decorticated mung bean: beneficial effects on the regulation of serum glucose and lipid disorders and the gut microbiota in high -fat diet and streptozotocin -induced prediabetic mice[J]. Food & Function, 2020, 11（6）: 5525-5537.

［13］ XU W D, LI J Y, QI W P, et al. Hypoglycemic effect of vitexin in C57BL/6J mice and HepG2 models[J]. Journal of Food Quality, 2021, 2021: 1-7.

［14］ KANATT S R, K A, SHARMA A. Antioxidant and antimicrobial activity of legume hulls[J]. Food Research International, 2011, 44（10）: 3182-3187.

［15］ 罗磊，王雅琪，马丽苹，等．绿豆衣可溶性膳食纤维的抗氧化作用 [J]．食品科学，2018，39（3）：182-187.

［16］ 陶明芳，李蓉，ELKHEDIR AE，等．发芽绿豆衣主要活性成分异牡荆素对秀丽隐杆线虫的延寿作用 [C]// 中国食品科学技术学会第十六届年会暨第十届中美食品业高层论坛论文摘要集．中国食品科学技术学会第十六届年会，出版地不详：出版社不详，2019.

［17］ 宋倩倩．绿豆多糖理化性质、抗氧化活性及其对小鼠肠道健康的影响 [D]．南昌：南昌大学，2020.

［18］ HOU D Z, ZHAO Q Y, YOUSAF L, et al. Beneficial effects of mung bean hull on the prevention of high -fat diet -induced obesity and the modulation of gut microbiota in mice[J]. European Journal of Nutrition, 2020,（2021）: 2029-2045.

［19］ HASHIGUCHI A, HITACHI K, ZHU W, et al. Mung bean hull extract modulates macrophage functions to enhance antigen presentation: a proteomic study[J].Journal of Proteomics, 2017, 161: 26-37.

［20］ ZHU S, LI W, LI J H, et al. It is not just folklore: the aqueous extract of mung bean hull is protective against Sepsis[J]. Evidence Based Complementary and Alternative Medicine, 2012, 2012（15）: 498467.

1.8

菱——菱壳

菱
（Líng）

"采菱人语隔秋烟，波静如横练。"元·王恽的这首《平湖乐·采菱人语隔秋烟》形象生动地描绘了采菱人怀念故乡的情思。我国浙江省 3000 年前已有菱，菱是我国劳动人民自古以来重要的食物。我们吃菱的时候，会把菱壳剥去，食用其果肉，可你知道吗，菱壳其实是一味中药。

菱 壳
（Língké）

本品为菱科植物菱 *Trapa bispinosa* Roxb. 或其同属植物的果皮。每年 8 ～ 9 月收集果皮，鲜用或晒干。菱主要有菱、乌菱、无冠菱、格菱 4 个品种。菱在各地均有栽培，乌菱分布于长江以南；无冠菱分布于我国东北、华北、西北、华东、华中多地；格菱分布于黑龙江、吉林及华北各地。

【化学成分】

1. **黄酮类**[1, 2] 如没食子酰、鞣花酰等。

2. **多糖类**[3] 如葡萄糖、半乳糖、甘露糖等。

3. **多酚类**[4] 如 3, 4, 5- 三羟基苯甲酸。

4. **挥发油**[5] 如莳萝脑、N- 乙酰基 -N, N-'1, 2- 二乙基乙酰胺、邻苯二甲酸二异丁酯等。

5. **甾体**[6] 如菜籽甾醇、豆甾醇和 β- 谷甾醇等。

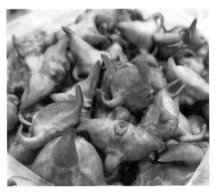

菱

6. 萜类[7] 如 α- 香树脂醇、齐墩果酸、熊果酸。

【性味归经】味涩，性平。归肺、脾、大肠经。

【功能主治】涩肠止泻，止血，敛疮，解毒。主治泄泻，痢疾，胃溃疡，便血，脱肛，痔疮，疔疮。

【药理作用】

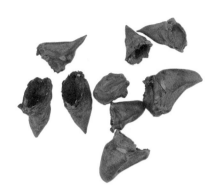

菱壳（饮片）

1. **抗癌作用**[8-12] 菱壳的提取物或单体成分对多种肿瘤细胞有效，如肝癌、胃癌、肺癌、前列腺癌和结肠癌。

2. **抗氧化作用**[13,14] 菱壳水提取物可抑制过氧化物的形成，具有体外清除羟自由基、超氧阴离子自由基和 1，1- 二苯基 -2- 三硝基苯肼 [1,1-diphenyl-2-picrylhydrazyl radical 2,2-diphenyl-1-(2,4,6-trinitrophenyl)hydrazyl，DPPH] 自由基的能力，具有抗氧化作用。

3. **降低 α− 葡萄糖苷酶活性的作用** 南湖菱壳醇提取物有降低 α- 葡萄糖苷酶活性的作用，对四氧嘧啶诱导的糖尿病小鼠有较好的治疗效果，并且对熊果酸和齐墩果酸也显示有很强的抑制活性。

4. **保肝护肝作用** 南湖菱壳能显著降低急性肝损伤大鼠血清中的谷丙转氨酶、尿谷草转氨酶的含量以及小鼠肝组织中的丙二醛含量，能显著提高超氧化物歧化酶活性，缓解氯仿造成的大鼠肝损伤，具有保肝作用。

5. **抗菌作用**[15,16] 菱的挥发性成分对金黄色葡萄球菌、耐甲氧西林金黄色葡萄球菌和 β- 内酰胺酶均有较好的活性抑制作用，对大肠杆菌具有较好的抑制作用。

【用法用量】内服：煎汤，15 ~ 30 g，大剂量可用至 60 g。外用：适量，烧存性，研末调敷；或煎水洗。

【临床应用】

1. **治脱肛** 先将麻油润湿肠上，自去浮衣，再以菱壳水净之。出自《张氏必效方》(佚名)。

2. **治头面黄水疮** 菱壳，麻油调敷。出自《医宗汇编》(佚名)。

3. **治无名肿毒及天疱疮** 菱壳烧灰，香油调敷。出自《黄贩翁医抄》(黄贩翁)。

4. **治指生天蛇** 菱壳香油调敷。未溃者即散，已溃者止痛。出自《医宗汇编》(佚名)。

5. **治胃溃疡** 菱壳，龙葵，蒲公英，枸橘，水煎服。出自《中草药学》。

6. 治胃癌、食管癌、贲门癌 鲜菱壳，置石臼中捣烂，加水绞汁，调蜜或白糖，早饭前和临睡前分服。出自《福建药物志》。

7. 治赤痢久不愈 菱壳捣烂绞汁，加白糖少许，隔汤炖，清晨空腹服。出自《种福堂公选良方》(清·叶天士)。

🔧 生活小妙招

1. **清热解暑** 菱壳性质寒凉，夏季天气炎热，用菱壳泡水喝可清除体内积存的热毒，有助于预防上火症状。

2. **利水消肿** 菱壳入肾经，可以加快体内多余水分的代谢速度。身体水肿或小便不利者，可以用菱壳煮水喝，症状可减轻。水肿型肥胖人群，用菱壳煮水喝可有效减轻体重。

3. **补益脾胃** 菱壳有补益脾胃的功效，脾胃虚寒及脾胃虚寒导致的消化不良或者腹泻，用菱壳调理，可以提高脾胃的消化功能，使症状减轻。

4. **强筋健体** 菱壳泡水或者煲汤，可强壮腰膝、疏通经络，改善腰膝酸软和筋骨疼痛的症状，对于肢体麻木也有很好的缓解作用。

5. **止泻** 菱壳含有丰富的膳食纤维，有收敛的功效，还能够杀菌消炎，可以止泻。将菱角壳烧制，并研磨成粉，用适量开水冲服，可以止泻。

参考文献

[1] 江燕. 菱角壳化学成分及体外生物活性研究 [D]. 杭州：浙江工业大学，2019.
[2] 宋棋芬，高广春，曹琳茸，等. 南湖菱壳总黄酮的水提醇沉工艺 [J]. 浙江农业科学，2013，(8)：1029-1031.
[3] 尚庆坤，李德谦，玄玉实，等. 气相色谱-质谱法分析研究野生菱角壳中多糖化合物的单糖组成 [J]. 分析化学研究简报，2005，33(1)：73-76.
[4] 林秋生，陈莹，于海宁，等. 三种菱壳不同极性部位提取物的生物活性 [J]. 食品工业科技，2013，34(2)：139-142，146.
[5] 梁睿，彭奇均. 菱壳中挥发性成分的研究 [J]. 中药材，2006，(1)：24-26.
[6] 吕喆，尚庆坤，李丽敏. 微波萃取高效液相色谱分析菱角中甾醇类化合物 [J]. 东北师范大学学报(自然科学版)，2009，41(1)：88-91.
[7] 陈百泉，张倩，王微，等. 南湖菱壳中 α-葡萄糖苷酶抑制活性成分研究 [J]. 中国中药杂志，2012，37(10)：1408-1411.
[8] 伍茶花，丁扬洲，裴刚，等. 不同菱角壳提取物抑制肺癌 A549 细胞生长的研究 [J]. 湖南中医药大学学报，2012，32(1)：27-30.
[9] 宁颖，于海宁，周新妹，等. 均匀设计法优选菱壳中抗胃癌成分的半仿生提取工艺 [J]. 浙江大学学报(农业与生命科学版)，2011，37(3)：332-337.
[10] 牛凤兰，李晨旭，黄威严，等. 菱壳水提取物对胃癌细胞抑制作用的实验研究 [J]. 白求恩医科大学学报，2001，27(5)：495-497.

［11］赵文静，牛凤兰，刘作家，等. 3，4，5-三羟基苯甲酸对 H22 肝癌小鼠实体瘤的抑制作用及其机制 [J]. 吉林大学学报（医学版），2010，36（1）：127-130.

［12］吕喆，牛凤兰，郗艳丽，等. 三羟基苯甲酸纯化物及其化合物对 Jurkat 细胞周期进程及凋亡的影响 [J]. 吉林大学学报（医学版），2010，36（5）：904-907.

［13］王鑫. 菱角壳水提物的提取及其抗衰老药理活性的研究 [D]. 天津：天津大学，2008.

［14］刘志国，赵文亚. 菱角壳粗多糖体外清除自由基活性的研究 [J]. 安徽农业科学，2012，40（22）：11182-11183.

［15］吴强，赵书欣，牛凤兰，等. 菱角挥发性成分体外抑菌作用的研究 [J]. 中国实验诊断学，2011，15（8）：1273-1275.

［16］张伟，薛志平，黄嫚，等. 南湖菱壳抗菌活性研究 [J]. 中国实验方剂学杂志，2013，19（9）：118-120.

1.9

南瓜——南瓜蒂、南瓜瓤、南瓜子

南 瓜

（Nánguā）

南瓜

南瓜，原产于墨西哥等中美洲一带，明代传入中国，现南北各地普遍栽培。因其产量大、易成活、营养丰富，荒年可以代粮，故又称"饭瓜""米瓜"。

南瓜可谓全身是宝，不仅果实可以食用，叶也可食用，书中记载"以叶作菹，去筋净乃妙"；花亦能食，"泡以开水盐渍之，署日以代干菜"；而南瓜茎则可以"织屦及缫作丝为绦纫等物"。生活中还可以用南瓜泡酒，有利于保健，《本草求原》记载："蒸晒浸酒佳。其藤甘苦、微寒。平肝和胃，通经络，利血脉。"另外，日常生活中一般作为厨余的南瓜蒂、南瓜瓤和南瓜子其实也可入药。

南瓜蒂

（Nánguādì）

南瓜蒂，葫芦科植物南瓜 *Cucurbita moschata*（Duch. ex Lam.）Duch. ex Poiret 干燥带有部分果皮的果梗基部。夏、秋二季采收成熟果实，沿果梗膨大端切下，晒干。

【化学成分】[1]

1. **四环三萜类成分** 如葫芦素 B、葫芦素 E、葫芦素 D、异葫芦素 B、葫芦素 B 苷、喷瓜素等。

2. **挥发性成分** 如十三烷至十八烷、己癸醛、十三醛、十四醛、十六醛等。

【性味归经】味苦，微甘，性平。归肺、肝经。

【功能主治】安胎，解毒。用于胎动不安；外用于痈肿，痔疮，烫伤。

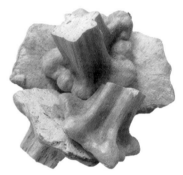

南瓜蒂（饮片）

【药理作用】

保胎作用[2] 南瓜蒂提取物对米非司酮诱导的孕鼠流产的方法复制的先兆流产小鼠模型，具有一定保胎、预防流产之功效，其与升高性腺激素及孕酮水平有关。

【用法用量】内服：煎汤，15 ～ 30 g。外用：研末调敷。

【临床应用】

1. **治乳腺增生**[3] 南瓜蒂，晒干烧黑，研成粉末，用香油调和成膏状，涂于患处，然后配以口服南瓜蒂粉末至增生消除。

2. **治乳腺癌**[4] 南瓜蒂，数个，烧炭存性，研末，口服。已溃烂者，亦可香油调南瓜蒂灰，外敷。

3. **治习惯性流产**[5] 南瓜蒂，苎麻根，水煎做茶饮。

4. **治烫伤** 南瓜蒂，晒干，烧灰存性，研末后茶油调搽。出自《江西草药》。

5. **治骨鲠喉** 南瓜蒂灰、血余灰、冰糖以米糊调为丸服。出自《岭南草药志》。

6. **治鼻息肉** 南瓜蒂，煅存性，合枯矾，研为极细末，点于息肉处，数次后自消失。出自《泉州草本》。

7. **治水肿、腹水、小便不利** 南瓜蒂，烧存性，研末，温水送服。出自《食物中药与便方》（现代·叶橘泉）。

南瓜瓤

（*Nánguāráng*）

南瓜瓤，为葫芦科植物南瓜的果瓤。秋季将成熟的南瓜剖开，取出瓜瓤，除去种子，鲜用。

【化学成分】[6-8] 瓜瓤含有隐黄素、总黄酮、多糖、挥发性成分。挥发性成分有酯类、酮类、醛类、烷类、棕榈酸乙酯和亚麻酸乙酯等。

【性味归经】味甘，性凉。归脾经。

【功能主治】解毒，敛疮。主治痈肿疮伤，烫伤。

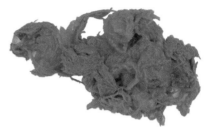

南瓜瓤

【药理作用】

1. **抗肿瘤作用**[6] 南瓜瓤提取物隐黄素能明显抑制癌细胞生长，有预防肺癌或降低肺癌发病率的功效。

2. **改善脂质代谢作用**[6] 南瓜瓤提取物隐黄素可阻碍和抑制脂肪生成及合成甘油三酯，能降低胆固醇和低密度脂蛋白水平，可有效改善脂代谢。

3. **改善骨质疏松作用**[6] 南瓜瓤提取物隐黄素有类似雌激素的功能，可以改善骨质量，对骨骼有一定的保护作用。

4. **改善关节炎的作用**[6] 若南瓜瓤提取物隐黄素的摄入剂量较高，则患关节炎风险较低。

5. **降血糖作用**[8] 南瓜瓤提取物中含有的多糖对糖尿病小鼠模型有降血糖作用。

6. **抗菌作用**[9] 南瓜瓤的油性提取物中含有抗菌活性的物质，可抗菌。

【用法用量】内服：适量，捣汁。外用：适量，捣敷。

【临床应用】

1. **促进乳汁分泌**[10] 南瓜瓤（带子），温火焙干研末，每天以南瓜瓤末加红糖一匙温开水冲服，可增乳。

2. **治肿疡** 南瓜瓤、马齿苋。捣碎，敷于患处。出自《湖南药物志》（现代·蔡光先）。

3. **治烫伤**[11] 南瓜瓤。放新瓦片，加热焙黄，研细，撒于患处。

4. **治眼球伤** 南瓜瓤。捣烂，敷于伤眼处，连敷半日至痛止，轻则痊愈。出自《岭南草药志》。

5. **治鼠咬伤** 南瓜瓤、老鼠瓜。捣碎，敷于伤口处即可。出自《岭南草药志》。

6. **治农药中毒** 南瓜瓤、生萝卜。捣碎、绞汁、灌服，立即催吐可解毒。出自《食物中药与便方》（现代·叶橘泉）。

南瓜子

（Nánguāzǐ）

本品为葫芦科植物南瓜的干燥成熟种子。夏、秋二季采收成熟果实，取出种子，洗净，晒干。

【化学成分】

1. **脂肪酸**[12] 如棕榈酸、油酸、亚油酸等。

2. **生物碱**[12] 如南瓜子氨酸等。

3. **类脂**[12] 如植物甾醇、羟基脂肪酸酯等。

4. **氨基酸**[13] 如 3-氨 3-羧基吡咯烷酸、谷氨酸、赖氨酸等。

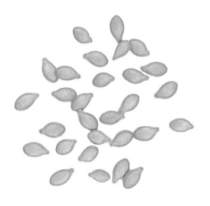

南瓜子

【性味归经】味甘，性凉。归脾经。

【功能主治】驱虫。用于绦虫病、蛔虫病、血吸虫病，或产后手足水肿、百日咳、痔疮。

【药理作用】

1. **控制高血压作用**[14] 南瓜子蛋白中提取的新型抑制肽被认为是可有效控制高血压的药物。

2. **抑制前列腺癌作用**[15] 南瓜子提取物所含的多酚等生物活性物质，可影响前列腺癌细胞的活化、氧化和自噬机制，对抑制前列腺癌具有潜在的药理作用。

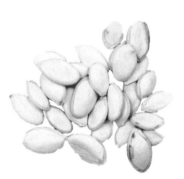

南瓜子（饮片）

3. **抗炎作用**[16] 南瓜子提取物中的羟基脂肪酸酯具有一定的抗炎作用。

【用法用量】内服：煎汤，30 ～ 120 g；研末捣泥或制成乳剂。

【临床应用】

1. **糠蜜南瓜子** 南瓜子、冰糖或蜂蜜，加少许冷开水研烂如糊状，加入冰糖或蜂蜜，拌匀。主杀虫，适用于小儿蛔虫病、小儿绦虫病。空腹，每天 2 次，顿服。出自《中药的药理与应用》。

2. **治绦虫病**[17] 南瓜子 - 槟榔联合疗法可治疗绦虫病。

3. **治血吸虫病**[18] 黄芪、南瓜子和槟榔组合，对发育中的血吸虫具有较好的抗虫效果。

4. **治产后缺奶**[19] 南瓜子，去壳取仁，捣成泥，加适量开水或加入少许豆油或白糖和服。熟南瓜子无效。

5. **治蛔虫病** 南瓜子（去壳留仁），研碎，加开水、蜜或糖成为糊状，空心服。出自《闽东本草》。

6. **治营养不良，面色萎黄** 南瓜子、花生仁、胡桃仁同服。出自《四川中药志》。

💡 **生活小妙招**

1. **前列腺保健** 美国有研究发现，每天吃上 50 g 左右的南瓜子，可有效预防前列腺疾病。
2. **促进排结石** 常吃南瓜子，可防止矿物质在人的泌尿系统凝结，使之随尿排出体外，达到预防肾结石的目的，也可促进已有结石的排出。
3. **保护嗓子** 一小把南瓜子切碎，冷水下锅，加入适量冰糖煎煮20分钟。过滤，代茶饮。
4. **驱虫** 南瓜子杀虫，老人们都知道，南瓜子相当于天然驱虫药，它很温和，没有刺激性，不会损伤身体。建议每年秋天家长都给孩子吃点南瓜子（生用），连续吃2~3天即可达到驱虫效果。

参考文献

［1］ 张前飞，李雪芹，连爽，等. 南瓜蒂的研究进展 [J]. 微量元素与健康研究, 2017, 34（5）: 64-65.

［2］ 周志愉，赵海梅，刘端勇，等. 南瓜蒂对先兆流产小鼠调节性 T 细胞水平的影响及其保胎作用 [J]. 时珍国医国药, 2012, 23（11）: 2779-2780.

［3］ 张建青. 一种用于治疗乳房增生的药物: CN107595923A[P]. 2018-01-19.

［4］ 汤志鸿. 南瓜的药用功能 [N]. 大众卫生报, 2006-06-13（004）.

［5］ 黄志坚. 南瓜蒂可治习惯性流产 [J]. 医学文选, 1991,（4）: 31-32.

［6］ 王洪洋. 南瓜瓤中隐黄素的提取及稳定性研究 [D]. 长春: 吉林农业大学, 2014.

［7］ 张欣，曾光银. 南瓜瓤中总黄酮的提取及含量测定 [J]. 安徽农业科学, 2010, 38（36）: 20754-20755.

［8］ 韩长城，唐龙妹，赵丽娟. 南瓜皮与南瓜瓤对糖尿病小鼠的降糖作用的析因设计研究 [J]. 现代预防医学, 2010, 37（5）: 824-825.

［9］ 阳光. 南瓜瓤可抗菌 [J]. 中国食品, 2001,（20）: 32.

［10］ 王金亮. 南瓜瓤红糖增乳有良效 [N]. 中国中医药报, 2012-06-07（004）.

［11］ 邓惠增. 南瓜瓤治烧烫伤显特效 [J]. 农村新技术, 2000,（11）: 47.

［12］ 马勤超. 南瓜中营养成分的分析研究 [D]. 沈阳: 沈阳师范大学, 2012.

［13］ 范镇基. 南瓜子氨酸的提取及其用途 [J]. 广东科技, 1998,（6）: 24.

［14］ LIANG F Q, SHI Y M, SHI J Y, et al. A novel angiotensin-I-converting enzyme（ACE）inhibitory peptide IAF（Ile-Ala-Phe）from pumpkin seed proteins: in silico screening, inhibitory activity, and molecularmechanisms[J]. European Food Research and Technology, 2021, 247: 2227−2237.

［15］ NOMIKOS T, GIOTI K, TSOUKALA M, et al. Pumpkin seed extracts inhibit proliferation and induce autophagy in PC-3 androgen insensitive prostate cancer cells[J]. Journal of medicinal food, 2021, 24（10）: 1076−1082.

［16］ DONG X J, CHEN J Y, CHEN S F, et al. The composition and anti-inflammatory properties of pumpkin seeds[J]. Journal of Food Measurement and Characterization, 2021, 15（2）: 1834−1842.

［17］ 管凤香. 改良南瓜子 - 槟榔联合疗法治疗绦虫病 56 例临床观察 [J]. 吉林医学, 2009, 30（21）: 2672.

［18］ 邹艳, 丘继哲, 曾庆仁, 等. 黄芪复合剂抗血吸虫作用的实验研究[J]. 热带医学杂志, 2010, 10（6）: 654−656, 690, 封 4.

［19］ 阮宗武. 南瓜子治疗产后缺乳 [J]. 中医杂志, 1966,（3）: 25−26.

1.10

茄子——茄蒂

茄　子
（Qiézi）

茄子，起源于东南亚热带地区，在我国栽培历史悠久，南北各地普遍栽培。现如今，茄子已是百姓餐桌的日常蔬菜。人们食用茄子主要食用其果肉部分，其实茄子并非仅能作为蔬菜，其果肉味甘，性寒，入脾、胃、大肠经，具有清热、活血、化瘀、利尿、消肿、宽肠的功效。另外，被摘去的茄蒂也是一味中药。

茄　蒂
（Qiédì）

本品为茄科植物茄 *Solanum melongena* L. 或其栽培品种的干燥宿萼。将成熟时采收或从作为蔬菜的茄果实上剥下茄蒂，晒干。

【化学成分】

1. **黄酮类**[1] 如山柰酚等。

2. **皂苷类**[1] 如七叶皂苷等。

3. **酚酸类**[1,2] 如壬二酸、香草酸、天麻酸、原儿茶酸、对香豆酸等。

4. **生物碱**[1,3] 如东莨菪碱、α-茄碱等。

5. **其他**[4] 如多糖等。

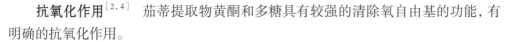

茄蒂

【性味归经】味甘,性寒;归肝、大肠、胃经。

【功能主治】祛风止血,解毒。用于肠风下血,痈肿疮毒,口疮,牙痛。

【药理作用】

抗氧化作用[2,4] 茄蒂提取物黄酮和多糖具有较强的清除氧自由基的功能,有明确的抗氧化作用。

【用法用量】内服:煎汤,6～9 g;或研末。外用:适量,研末掺或生擦。

【代表方剂】

1. **川椒散** 露蜂房,僵蚕(净),川椒,茄蒂各等分。主治牙风肿疼,用盐擦,去涎即愈。出自《普济方》(卷六十九)(明·朱橚等)。

2. **红内消散** 红内消,当归,茄蒂,甘草,羌活,黄芩,麝香。以生地黄煎汤调服,主治丹毒,毒气入里,腹胀难忍。出自《医学入门》(卷六)(明·李梴)。

3. **硫黄方** 附子,硫黄,姜汁,茄蒂。主治赤白癜风。白癜用白茄蒂擦;紫癜用紫茄蒂擦。出自《奇效良方》(卷三)(明·董宿)。

【临床应用】

1. **止血**[5] 茄蒂。晒干,炒烤至棕黄色存性,研至细粉,根据创面出血多少定量。

2. **治风蛀牙痛**[6] 茄蒂。烧灰掺之,或加细辛末等分,日用之。

3. **治对口疮** 鲜茄蒂、何首乌等分煮饮。出自《本草经疏》(明·缪希雍)。

4. **治白癜风**[7] 硫黄,密陀僧。共研细末,以茄蒂蘸药末在患处反复擦之,至皮肤发红为度。

5. **治复发性脓疱性毛囊炎**[8] 茄蒂。晒干,焙焦研末,麻油调敷患处。

参考文献

[1] 刘艳,梅瑀,赵东颖,等. 茄蒂化学成分的分离鉴定研究 [J]. 中药材,2021,44(8):1864-1870.

[2] 安红钢,林敏,任雪峰,等. 茄蒂黄酮提取工艺及抗氧化性研究 [J]. 中成药,2011,33(11):1900-1904.

[3] 郭斌,刘艳芳,尚岩岩,等. 高效液相色谱法测定茄蒂中 α-茄碱的不确定度评定 [J]. 吉林

农业科技学院学报, 2018, 27（2）: 8-12, 115.

[4] 任雪峰, 李帅, 刘军军, 等. 酶解 - 超声协同提取茄蒂多糖及抗氧化研究 [J]. 食品工业科技, 2014, 35（4）: 246-250, 255.

[5] 周建敏, 周玉林. 茄蒂炭末止血效奇 [J]. 安徽中医临床杂志, 1998,（6）: 414.

[6] 佚名. 用茄蒂烧存性粉末治疗牙槽脓溢; 用当归四逆汤加附子治疗寒证[J]. 医学文选, 1987,（1）: 128-129.

[7] 张日. 治疗白癜风验方 [J]. 新中医, 1976,（1）: 56.

[8] 许格岸. 茄蒂去毒散治疗复发性脓疱性毛囊炎体会 [J]. 江西中医药, 2003, 34（4）: 18.

丝瓜——丝瓜皮、丝瓜蒂

丝 瓜
（Sīguā）

丝瓜

丝瓜, 一年生植物, 广泛栽培于温带、热带地区。《本草纲目》记载:"丝瓜, 嫩时去皮, 可烹可曝, 点茶充蔬。老则大如杵, 筋络缠纽如织成, 经霜乃枯, 惟可藉靴履, 涤釜器, 故村人呼为洗锅罗瓜。内有隔, 子在隔中, 状如瓜蒌子, 黑色而扁。其花苞及嫩叶、卷须, 皆可食也。"除了作为食材外, 丝瓜还有很多药用价值, 如有很强的抗过敏作用等。成熟且已老化的丝瓜, 其肉质会纤化为网状称丝瓜络, 大多被用作清洁用具, 其实丝瓜络还可供药用。此外作为厨余的丝瓜皮、丝瓜蒂也可以入药。

丝瓜皮
（Sīguāpí）

本品为葫芦科植物丝瓜 *Luffa cylindrica*（L.）Roem. 和粤丝瓜 *Luffa acutangula*（L.）Roxb. 的果皮。夏、秋间食用丝瓜时, 收集刨下的果皮, 切丝, 干燥。

【化学成分】丝瓜皮中含有丝瓜皂苷、丝瓜多酚、黄酮类等成分[1]。

【性味归经】味甘,性凉。归肺、膀胱经。

【功能主治】清热解毒,利水消肿。主治水火烫伤、水肿、小便不利。

【药理作用】

抗氧化作用[2] 丝瓜皮提取物对羟自由基和超氧离子自由基有一定的清除作用,具有较高的抗氧化能力。

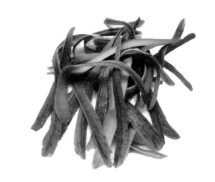

丝瓜皮

【用法用量】内服:煎汤,9～15 g;或入散剂。外用:适量,研末调敷;或捣敷。

【代表方剂】

1. **清络饮** 鲜荷叶,金银花,西瓜皮,鲜扁豆花,丝瓜皮,鲜竹叶心。可清透暑热。主治暑温经发汗后,暑证悉减,头微胀,目不了了,余邪未解者;或暑伤肺经气分之轻证。水煮或煎汤代茶,预防暑病。出自《温病条辨》(卷一)(清·吴瑭)。

2. **清暑饮** 青蒿露,六一散,荷叶,西瓜皮,绿豆衣,金银花露,丝瓜皮,淡竹叶,扁豆

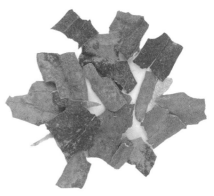

丝瓜皮(饮片)

衣。具有清解暑热的功效。主治夏令外感风热,身热汗出者。水煎服。出自《温热经解》(近代·沈麟)。

【临床应用】

1. **治痄腮** 干丝瓜皮,葫芦瓜皮。研末,以油脚调敷于患处。出自《湖南药物志》(现代·蔡光先)。

2. **治烫伤或烧伤**[3] 将干丝瓜皮烧成灰,以菜籽油调成糊状,抹在患处至痊愈。

3. **治痔疮**[4] 马齿苋、大黄、地榆、槐角、黄连、熟地黄、丝瓜皮、阿胶、野百合等药物按一定重量配比制备,具有清热解毒、祛风消肿、润燥滑肠的功能,治疗痔疮见效快。

💡 **生活小妙招**

1. **除痘** 将新鲜削下的丝瓜皮在长痘的部位反复地擦拭几遍，可以帮助痘体内毒气排出，从而起到祛痘的效果。

2. **保湿** 将新鲜削下的丝瓜皮浸入热水，浸泡至水温冷却，用该水洗脸，可以有效滋润皮肤，起到补水保湿的作用。

丝瓜蒂
（Sīguādì）

丝瓜蒂，为葫芦科植物丝瓜和粤丝瓜的瓜蒂。夏、秋二季食用丝瓜时，收集瓜蒂，备用或晒干。

【性味归经】味苦，性微寒。

【功能主治】清热解毒，化痰定惊。主治痘疮不起，咽喉肿痛，癫狂，痫证。

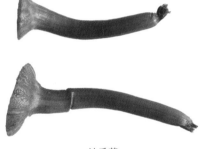

丝瓜蒂

【用法用量】内服：煎汤，1～3 g；或入散剂。外用：研为细粉，吹喉或搐鼻。

【代表方剂】

疏痘散 朱砂，丝瓜蒂，明僵蚕（酒），蝉壳。主治痘疮身体发热者。出自《疮疡经验全书》（卷八）（宋·窦默）。

【临床应用】

1. **缓解帕金森病症状**[5] 麦斛，丝瓜蒂，光叶水苏，天竹黄，长梗排草，牛耳枫根，雉子筵，番红花，倒生莲，大豆黄卷，枳椇，梦花根，麂子草，碎米柴，桑根，独脚乌桕，蚌壳草根，柠条根。水煎服。

2. **治肿瘤化疗吐**[6] 紫金牛，白绒草，菟丝子，荔枝核，丝瓜蒂，枇杷叶，苏叶，苍术。煎服。

3. **治急性痛风性关节炎**[7] 黑老虎，两面针，威灵仙，乳香，没药，透骨消，丝瓜蒂，血竭，防风，茯苓，独活，金礞石，乌豆根，冰片，樟脑，炭粉，松香，凡士林，羊毛脂，植物油。熬膏贴敷。

4. **治喉痛** 丝瓜蒂（煅末），白鹅屎（煅），冰片。研合吹喉。

5. 治羊痫风 丝瓜蒂，白矾，无根水（即缸内、池内水）。调送服。出自《疑难急症简方》（清·罗越峰）。

6. 治癫狂不止 丝瓜蒂，研为末。得之惊扰之极者，每服，开水调一盏投之，即大吐，后熟睡，勿惊起，即效。出自《急救良方》（明·张时彻）。

7. 治通身黄疸 丝瓜蒂，烘干，为细末，鼻内吹入。出自《急救良方》（明·张时彻）。

【注意事项】脾胃虚弱者慎服。

参考文献

［1］伊长文，叶丽勤，孟敏. 丝瓜皮中总皂苷超声辅助提取工艺研究［J］. 安徽工程大学学报，2016，31（1）：1-4.

［2］刁全平，侯冬岩，郭华，等. 丝瓜皮黄酮的提取及抗氧化性分析［J］. 鞍山师范学院学报，2017，19（2）：36-40.

［3］怡凌. 瓜蔬外敷巧疗疾［J］. 开卷有益：求医问药，2010，（3）：11.

［4］朱素华. 一种治疗痔的药物及其制备方法：CN103830427A［P］. 2014-06-04.

［5］王兴铧. 一种缓解帕金森病症状的中药组合物及制法：CN105596817A［P］. 2016-05-25.

［6］王丽. 一种肿瘤化疗抗吐的药物组合物及其制备方法和应用：CN105311200A［P］. 2016-02-10.

［7］李玲. 一种用于治疗急性痛风性关节炎的膏药及其制备方法：CN104873696A［P］. 2015-09-02.

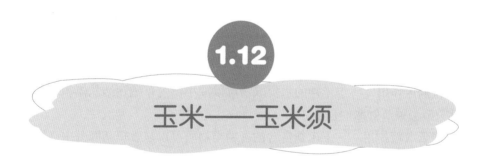

1.12

玉米——玉米须

玉 米
（Yùmǐ）

玉米

玉米是禾本科一年生草本植物。最早产于南美洲，明朝后期传入我国，清朝中晚期才在全国广泛播种开来。玉米是常用经济作物，我们食用玉米时剥掉的玉米须并非多余之物，它自古以来就是一味中药。

玉米须
（Yùmǐxū）

为禾本科植物玉蜀黍 *Zea mays* L. 的花柱和柱头。夏、秋二季果实成熟时采收，除去杂质，鲜用或晒干生用。玉米须又称"龙须"，有广泛的预防保健用途，故有着"一根玉米须，堪称二两金"之说。

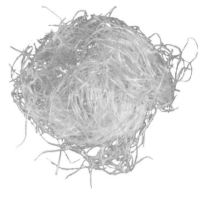

玉米须

【化学成分】[1]

1. **黄酮类** 如木犀草素、芹菜素、金圣草素、刺槐素等。

2. **糖类** 如葡萄糖、半乳糖、戊聚糖等。

3. **有机酸类** 如油酸、亚油酸等。

4. **氨基酸** 如亮氨酸、苏氨酸等。

5. **甾醇类** 如游离甾醇、可酯化甾醇等。

【性味归经】味甘、淡，性平。归肾、胃、肝、胆经。

【功能主治】利尿消肿，清肝利胆。主治水肿，小便淋沥，黄疸，胆囊炎，胆结石，高血压，糖尿病，乳汁不通。

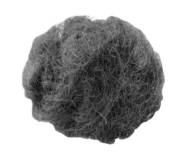

玉米须（饮片）

【药理作用】

1. **抗痛风作用**[1] 玉米须的水提取物可以减小体内草酸钙结晶体积，明显降低痛风性关节炎关节肿胀的程度。

2. **降低血糖作用**[1] 玉米须富含的多糖类物质可以显著提高肝脏中己糖酶、葡糖酶的活性，从而降低血浆中的甘油三酯、胆固醇水平。但不增加胰岛素分泌，可加速糖的有氧降解，起到降血糖的作用。

3. **降血脂作用**[1,2] 玉米须中的总黄酮可显著降低血清总胆固醇、甘油三酯和低密度脂蛋白水平，增加高密度脂蛋白水平。

4. **抗氧化作用**[1] 玉米须水提取物中的鼠李糖苷和黄酮糖苷能够有效抑制自由基的螯合作用，清除自由基，具有显著的抗氧化作用。

5. **抗癌作用**[1,3] 玉米须水提取物通过刺激线粒体依赖性来抑制癌细胞生长。

6. **治疗肾炎的作用**[4] 玉米须的活性成分木犀草素、金圣草素和仙人掌甾醇通过靶向基因调控治疗慢性肾小球肾炎。

7. 保护肝脏的作用[5] 投喂玉米须提取物的高脂血症模型大鼠，玉米须各剂量组甘油三酯、胆固醇、低密度脂蛋白和游离脂肪酸水平明显降低，表明玉米须能有效改善高脂血症引发的肝组织损伤。

8. 其他作用[3,6] 玉米须还有调节免疫、影响消化系统、抗菌、止血、利尿等作用。

【用法用量】内服：煎汤，15～30 g，鲜用60～90 g。外用：适量，烧存性研末。

【代表方剂】

1. 结石通片 广金钱草，玉米须，石韦，鸡骨草，茯苓，车前草，海金沙草，白茅根。具有清热利湿，通淋排石，镇痛止血的作用。用于泌尿系统感染，膀胱炎，肾炎水肿，尿路结石，血尿，淋沥混浊，尿道灼痛等。出自《中华人民共和国卫生部药品标准中药成方制剂》（第十三册）。

2. 降糖宁胶囊 人参，山药，生石膏，知母，黄芪，天花粉，茯苓，麦冬，生地黄，地骨皮，玉米须，山茱萸，甘草。可益气，养阴，生津。用于糖尿病属气阴两虚者。出自《中华人民共和国卫生部药品标准中药成方制剂》（第十册）。

3. 玉盘消渴片 玉米须，葵花盘。具有养阴益气，生津止渴的功效。用于气阴两虚所致的消渴，症见倦怠乏力、自汗盗汗、气短懒言、口渴喜饮、五心烦热、尿赤便秘；2型糖尿病见上述证候者。出自《新药转正标准》（第55册）。

4. 消渴丸 葛根，地黄，黄芪，天花粉，玉米须，南五味子，山药，格列本脲。具有滋肾养阴，益气生津的功效。用于气阴两虚所致的消渴病，症见多饮、多尿、多食、消瘦、体倦乏力、眠差、腰痛；2型糖尿病见上述证候者。出自《中华人民共和国药典》（2020年版）（一部）。

5. 瓜皮赤豆汤 冬瓜皮，西瓜皮，白茅根，玉米须，赤小豆。可利水消肿。适用于小儿急性肾炎所致的小便不利，全身水肿。出自《现代实用中药》（现代·叶橘泉）。

6. 消炎利胆茶 玉米须，蒲公英，茵陈。具有利尿利胆，清热消炎，健胃利胆的功效。用于急性黄疸性肝炎。出自《经验方》（清·元福辑）。

【临床应用】

1. 治血热型崩漏 玉米须，猪瘦肉。主补中益气，清血热，治崩漏。出自《民间方》。

2. 治血吸虫病肝硬化腹水 玉米须，冬瓜子，赤小豆。水煎服。出自《食物中药与便方》（现代·叶橘泉）。

3. 利尿消肿[7] 玉米须、冬瓜皮。水煎服。至愈为度。

4. **治尿路感染** 玉米须，金钱草，萆薢。水煎服。出自《湖北中草药志》。

5. **治肾脏炎症、初期肾结石**[8] 鲜玉米须。水煎服。

6. **治尿血** 玉米须，荠菜花，白茅根。水煎去渣，每天两次分服。出自《食物中药与便方》(现代·叶橘泉)。

7. **治高血压伴鼻衄、吐血** 玉米须，香蕉皮，黄栀子。水煎，冷却后服。出自《食物中药与便方》(现代·叶橘泉)。

8. **治急慢性肝炎**[9] 干玉米须。温水煎服。

9. **治糖尿病** 玉米须，薏仁，绿豆。水煎服。出自《福建药物志》。

10. **治慢性鼻窦炎** 玉米须，晒干、切丝，与归尾干粉混合，入烟斗，点燃吸烟。出自《全国中草药汇编》(第二版)。

11. **预防习惯性流产** 妊娠后，每天取一个玉米的玉米须量，煎汤代饮，至上次流产的妊娠月份，加倍用量，至足月为止。出自《全国中草药汇编》(第二版)。

 生活小妙招

稳定血糖、辅助利尿、缓解口渴 玉米须泡水喝，对人的血糖有控制的作用。可以辅助降低血糖；肾脏功能下降时，想要将体内的垃圾、炎性物质排出体外，玉米须水具有利尿的功效。

参考文献

[1] 张培丽，庄岩，霍金海，等. 玉米须有效化学成分及药理作用的研究概况 [J]. 黑龙江中医药，2017，46(1)：74-75.

[2] 郭志红，周鸿立. 玉米须黄酮类化学成分及药理作用研究进展 [J]. 中国实验方剂学杂志，2015，21(8)：222-225.

[3] 朱旭，邱智东. 玉米须的化学成分及药理作用研究 [J]. 长春中医药大学学报，2009，25(2)：183-185.

[4] 于靖泽，龙婷婷，张鹏，等. 基于网络药理学的玉米须治疗肾炎的机制探讨 [J]. 广东化工，2020，47(24)：25-27.

[5] 李想，董文婷，张旭，等. 玉米须对高脂血症大鼠肝组织保护作用研究 [J]. 中药药理与临床，2021，37(4)：84-90.

[6] 张佳佳，何志涛，王新茹，等. 玉米须多糖药理作用的研究进展 [J]. 吉林医药学院学报，2021，42(1)：3.

[7] 胡献国. 利尿消肿玉米须 [J]. 养生月刊，2021，42(10)：892-893.

[8] 陈沛林，王新元，杨静. 玉米须煎剂治疗泌尿系结石49例疗效观察 [J]. 中国中西医结合肾病杂志，2009，10(3)：191.

[9] 寇义华，卢军利，董艳，等. 玉米须煎剂对36例急性乙型黄疸型肝炎肝功能保护作用的临床研究 [J]. 河北中医，2009，31(10)：1476-1477.

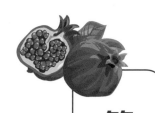

第二篇　寻宝水果类厨余

2.1

甘蔗——甘蔗皮、甘蔗滓

甘 蔗
（Gānzhe）

甘蔗，甘蔗属，多年生高大实心草本。甘蔗是温带和热带农作物，全球三大甘蔗生产国是巴西、印度和中国。李时珍说："蔗，是脾之果。蔗浆甘寒，能泻火热。如煎炼成糖，则甘温而助湿热。"另外，甘蔗还是制造蔗糖、提炼乙醇的原料，可作为能源替代品。其实食用时削去的甘蔗皮和吐掉的甘蔗滓也可以入药。

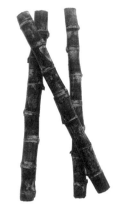

甘蔗皮
（Gānzhepí）

甘蔗

甘蔗皮，为禾本科植物甘蔗 *Saccharum sinensis* Roxb. 的茎皮。取甘蔗削下茎皮，晒干，即得。

【化学成分】[1, 2]

1. **醇类**　如二十八烷醇等。

2. **甾醇类**　如豆甾醇和 β- 谷甾醇等。

3. **多酚类**　如木质素等。

4. **黄酮类**　如花青素、花黄素、儿茶素等。

5. **其他**　如蛋白质、氨基酸、多糖、膳食纤维和天然色素等。

【性味归经】味甘，性寒。归心、肝、脾经。

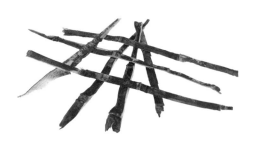

甘蔗皮

【功能主治】清热解毒。主治小儿口疳，秃疮，坐板疮。

【药理作用】

1. **降糖作用**[3] 甘蔗皮含有的多糖对 α- 葡萄糖苷酶有良好的抑制作用，具有一定的降糖潜力。

2. **抗氧化作用**[4,5] 甘蔗皮含有的有效成分原花青素、花色苷具有一定的清除有机自由基、羟自由基的能力，具有抗氧化活性。

【用法用量】外用：适量，煅存性研末，撒或调敷。

【临床应用】

1. **治小儿口疳** 甘蔗皮。烧灰研末，加冰片掺之。出自《重楼玉钥》（清·郑梅涧）。

2. **治坐板疮** 甘蔗皮。烧存性，香油调涂。出自《周益生家宝方》。

3. **治胎癞** 甘蔗皮，烧灰研末，加铜绿、白糖、麻油调搽。出自《绛囊撮要》（清·云川道人）。

4. **治钩虫性皮炎** 甘蔗皮煎水洗患处。出自《食物中药与便方》（现代·叶橘泉）。

甘蔗滓

（Gānzhezǐ）

甘蔗滓，为禾本科植物甘蔗榨去糖汁的渣滓。秋、冬二季采收甘蔗，除去叶、根，榨去糖汁，晒干。

【化学成分】主要含甘蔗滓多糖[6]。

【性味归经】味甘，性寒。归肝、肾经。

【功能主治】清热解毒。主治秃疮，痈疽，疔疮。

【药理作用】

1. **降血脂作用**[6] 甘蔗滓含有的多糖可明显降低高血脂模型大鼠血清中甘油三酯和总胆固醇的含量，对高脂血症具有降血脂的作用。

2. **保肝作用**[6,7] 甘蔗滓含有的多糖能够明显降低急性肝损伤模型小鼠血清中的谷丙转氨酶、谷草转氨酶含量，对急性肝损伤具

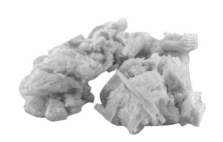

甘蔗滓

有保护作用。

【用法用量】外用：适量，煅存性，研末撒或调敷。

【临床应用】

1. 治急性化脓性胆管炎[8]　多裂独活，蛇王藤，地梢瓜，刺黄柏，钗子股，翻白叶，过路惊，抽筋草，草独活，甘蔗滓，葫芦茶，广香藤，大烟锅草，东北埃蕾，干檀香叶。水煎服。

2. 治小儿头疮白秃　甘蔗滓，烧研末，乌桕油调，频涂患处。出自《本草纲目》（明·李时珍）。

3. 治背疽恶疮，收口长肉　甘蔗滓，晒干，研细，填满疮孔。出自《救生苦海》（清·赵楷）。

4. 治疗疮　甘蔗滓。晒干，香油烧灰，以津液调匀，挑破，点于患处。加珍珠油、胭脂调涂效果更好。出自《本草纲目拾遗》（清·赵学敏）。

参考文献

[1] 陈松蔚，邓立高. 甘蔗皮的研究进展[J]. 中国糖料，2017，39（4）：61-63，73.

[2] 周惠芳. 甘蔗皮黄酮的提取分离纯化、结构鉴定及生物活性研究[D]. 广州：华南理工大学，2014.

[3] 王萱萱，刘春宇，谢贝昱，等. 碱提甘蔗皮多糖提取工艺、初步结构及其对α-葡萄糖苷酶的抑制作用[J]. 中国农业科学，2021，54（12）：2653-2665.

[4] 侯巧芝，吴建丽，张爽爽. 甘蔗皮原花青素的提取及抗氧化活性研究[J]. 中国调味品，2018，43（3）：146-149.

[5] 何雄，周静峰，师邱毅，等. 甘蔗皮花色苷的提取及抗氧化能力研究[J]. 食品科技，2012，37（1）：190-193.

[6] 张斌，李沙沙，江晓，等. 甘蔗滓多糖降脂护肝活性研究[J]. 辽宁中医药大学学报，2014，16（8）：55-58.

[7] 张斌. 甘蔗滓多糖的提取分离、纯化、结构鉴定及降脂护肝活性研究[D]. 广州：南方医科大学，2013.

[8] 刘晓伟. 一种治疗急性化脓性胆管炎的中药：CN103610989A[P]. 2014-03-05.

2.2

柑橘类——陈皮、橘红、橘白、橘核、橘络

柑　橘
（Gānjú）

柑橘

柑橘是芸香科柑橘属植物，品种较多，是柑、橘、橙、柚、枳等的总称。我国是柑橘的主要原产地之一，资源丰富，优良品种繁多，有4000多年的栽培历史。柑橘营养丰富，适量食用柑橘可以美容养颜、消除疲劳、通便、降低胆固醇、预防冠心病及动脉粥样硬化等。食用后弃掉的果皮、果核等都可以入药。

陈　皮
（Chénpí）

本品为芸香科植物橘 *Citrus reticulata* Blanco 及其栽培变种的干燥成熟果皮。药材分为陈皮和广陈皮。采摘成熟果实，剥取果皮，晒干或低温干燥。

【化学成分】[1]

1. **黄酮类**　如橙皮苷、新橙皮苷、柚皮苷、川陈皮素、橘皮素等。

2. **挥发油**　如 D-柠檬烯、γ-萜品烯、β-月桂烯等。

3. **生物碱**　如辛弗林、N-甲基酪胺等。

【性味归经】味苦、辛，性温。归肺、脾经。

【功能主治】理气健脾，燥湿化痰。用于胸脘胀满，食少吐泻，咳嗽痰多。

【药理作用】

1. **对消化系统的作用**[2]　陈皮的提取液

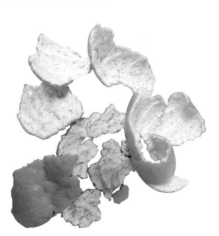

橘皮

能温和刺激胃肠道平滑肌,促进消化液分泌,排除肠道积气,增加食欲,促进活体胃排空和肠推进,对离体胃肠道平滑肌有抑制作用。

2. **保肝作用**[2]　陈皮的总黄酮可预防肝脏脂滴沉积及脂肪变性等病理现象的出现,具有一定程度的保肝作用。

3. **对心血管系统的作用**[2]　陈皮的主要活性物质川陈皮素可明显降低高血压模型大鼠血压,引起血管舒张。该抗高血压效应与血液中前列腺素和总一氧化氮含量有关。

4. **抗炎作用**[2]　陈皮醇提液、陈皮水提液和橙皮苷能拮抗人体滑膜纤维细胞和嗜酸性粒细胞,通过破坏细菌结构、干扰细胞膜渗透、影响细胞成分释放,使细胞代谢障碍、抑制蛋白质合成来使细菌固缩和死亡,有显著的抗炎作用。

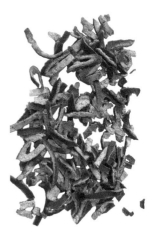

陈皮(饮片)

5. **抗氧化作用**[2]　陈皮中的黄酮化合物具有较强的清除羟自由基和有机自由基的能力,具有明显的抗氧化作用。

6. **对呼吸系统的作用**[2]　陈皮的有效成分川陈皮素能松弛气管平滑肌,使气管轻度扩张,起到平喘、镇咳的作用。

【**用法用量**】内服:煎汤 3 ～ 10 g;或遵医嘱。

【**代表方剂**】

1. **香苏散**　香附,紫苏叶,炙甘草,陈皮。主治外感风寒,内有气滞,形寒身热,头痛且无汗,胸脘痞闷,无食欲,舌苔薄白且脉浮。出自《太平惠民和剂局方》(宋·太平惠民和剂局)。

2. **止嗽散**　紫菀,百部,白前,桔梗,荆芥,陈皮,甘草。主治外感咳嗽,咳而咽痒,咯痰不出,或微有恶风发热,舌苔薄白,脉浮缓。用于治疗上呼吸道感染,支气管炎,百日咳等。出自《医学心悟》(清·程国彭)。

3. **正柴胡饮**　柴胡,防风,陈皮,芍药,甘草,生姜。主治外感风寒轻症,微恶风寒,头痛身痛,发热无汗,苔薄白,脉浮。用于微发热恶寒,头痛身痛,苔白脉浮者。出自《景岳全书》(明·张介宾)。

4. **白术芍药散**　白术,白芍,陈皮,防风。主治脾虚肝旺之痛泻,肠鸣腹痛,大便泄泻,泻必腹痛,泻后痛缓或仍痛,舌苔薄白,脉不调,左弦而右缓者。出自《景岳全书》(明·张介宾)引刘草窗方、《丹溪心法》(元·朱震亨)。

5. **六君子汤**　人参,白术,茯苓,炙甘草,陈皮,半夏。主治脾胃气虚,痰湿,食少便溏，胸脘痞闷，呕逆等。用于慢性胃炎、胃及十二指肠溃疡等。出自《医学正传》(明·虞抟)。

【临床应用】

1. **治元气虚弱，饮食不消，或脏腑不调，心下痞闷**　陈皮，枳实(麸炒黄色)，白术。上为极细末，荷叶裹烧饭为丸，如绿豆一倍大。出自《兰室秘藏》(金·李杲)。

2. **治胃痛**[3]　半夏，甘草，茯苓，陈皮。主理气解郁、温里散寒、清热泻火、化湿逐痰、活血化瘀。用于辨治胃痛。

3. **治掌跖脓疱病**[4]　茯苓，猪苓，泽泻，白术，苍术，薏苡仁，蜈蚣，紫草，鬼箭羽，土茯苓，菝葜，乌梅，茯苓皮，陈皮，桑白皮。水煎服。从外感六淫之"湿"、脏腑之"脾"、传承经验之"毒、瘀"、中药研究之"现代药理"、取类比象之"以皮达皮"等不同思路运用治疗掌跖脓疱病。

4. **治大便秘结**　陈皮(不去白，酒浸)，煮至软，焙干为末，以温酒调服。出自《普济方》(明·朱橚等)。

5. **治小儿支气管哮喘、咳嗽**[5]　甘草，杏仁，陈皮，半夏，白术，桔梗。水煎服。

6. **治产后大小便不通**　陈皮，苏叶，枳壳(麸炒)，木通。上锉散。水煎温服。出自《济阴纲目》(明·武之望)。

7. **治血淋不可忍**　陈皮，香附，赤茯苓。上锉散。水煎服。出自《世医得效方》(元·危亦林)。

8. **治湿痰，停滞胸膈，咳唾稠黏**　陈皮，砂锅内下盐化水煮干。粉甘草，去皮，蜜炙。各取净末，蒸饼和丸，梧桐子大，每服百丸，白汤下。出自《本草纲目》(明·李时珍)。

9. **治感冒咳嗽**　陈皮，榕树叶，枇杷叶(去毛)。水煎服。出自《壮族民间用药选编》(现代·方鼎等)。

10. **治胸痹，胸中气塞，短气**　陈皮，枳实，生姜。以水煮取，分温再服。出自《金匮要略》(汉·张仲景)。

11. **治乳腺增生**[6]　柴胡，白芍，陈皮，法半夏，延胡索，川楝子，浙贝母，当归，全瓜蒌，赤芍，麦冬，炙甘草。水煎服。

⚙ **生活小妙招**

1. **防晕车**　新鲜橘皮，对折轻捏，橘皮会渗出大量橘香油，味道清香，在晕车的时候，挤出闻一闻，可减缓晕车的不适症状。

2. **治疗皮肤干裂**　橘皮放上适量的食用盐搓后，把橘皮放在皮肤干裂处按摩，3分钟左右即可；也可以用火把橘皮烤焦，研磨成粉，把粉末涂在干裂处，可加速干裂皮肤的愈合。

橘 红

（Júhóng）

橘红，别名芸皮、芸红，为芸香科植物橘及其栽培变种的干燥外层果皮。秋末冬初果实成熟后采收，用刀削下外果皮，晒干或阴干。

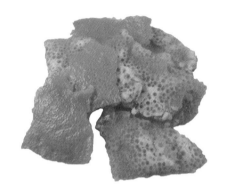

橘红

【化学成分】主要含有橙皮苷等[7]。

【性味归经】味辛、苦，性温。归肺、脾经。

【功能主治】理气宽中，燥湿化痰。用于咳嗽痰多，食积伤酒，呕恶痞闷。

【用法用量】煎服，3 ～ 10 g；或为末。

【代表方剂】

1. **橘半止咳颗粒** 橘红，茯苓，瓜蒌皮，生地黄，陈皮，桔梗，麦冬，紫菀，苦杏仁，法半夏，石膏，炒紫苏子，甘草，款冬花，薄荷油，蔗糖，糊精。主润肺化痰，止咳平喘。用于痰多咳嗽，胸闷气促，咽干发痒。出自《国家中成药标准汇编》[内科 肺系（二）分册]。

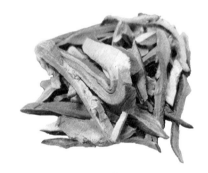

橘红（饮片）

2. **止咳梨煎膏** 梨清膏，陈皮，制半夏，浙贝母，橘红，炼蜜。主润肺，化痰，止咳。用于肺燥咳嗽，干咳痰少，咯痰不爽。出自《国家中成药标准汇编》[内科 肺系（二）分册]。

3. **二陈汤** 半夏，橘红，茯苓，甘草。主治呕吐恶心，或头眩心悸，或中脘不快，或发为寒热，或因食生冷，脾胃不和。出自《太平惠民和剂局方》（宋·太平惠民和剂局）。

4. **三神丸橘红** 醋延胡索，炒当归。上为细末，酒煮米糊为丸。主治妇女血气相搏，腹中刺痛，痛引心端，经行涩少，或经事不调。出自《严氏济生方》（南宋·严用和）。

【临床应用】

1. **治风痰麻木** 橘红。水煮顿服，不吐加瓜蒂末。出自《本草纲目》（明·李时珍）。

2. **治老人气秘，大腑不通** 橘红，杏仁。共为末，炼蜜丸。出自《卫生易简方》（明·胡濙）。

3. **治感冒**[8]　橘红，生姜，蜂蜜。该方可帮助化痰止咳、预防感冒。对治疗风寒感冒有一定效果。

4. **辅助治疗慢性阻塞性肺疾病**[9]　橘红痰咳液联合异丙托溴铵，在慢性阻塞性肺疾病急性加重期整体疗效显著，能迅速控制患者病情，有效降低相关炎症因子的表达水平，保护肺功能。

5. **治代谢综合征**[10]　半夏 - 橘红药对通过神经活动配体 - 受体相互作用治疗代谢综合征。

橘　白
（Júbái）

橘白，为芸香科植物橘及其栽培变种的干燥果皮白色内层部分。秋末冬初采摘成熟的果实，选取新鲜的橘皮，用刀扦去外层红皮（即橘红）后，取内层的白皮，除去橘络，晒干或晾干。

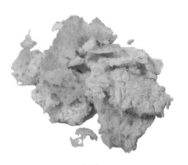

橘白

【化学成分】含有挥发油、黄酮等成分[11, 12]。

【性味归经】味苦、辛、微甘，性温。归胃经。

【功能主治】和胃化湿。主治湿浊内阻，胸脘痞满，食欲不振。

【用法用量】内服：煎汤，1.5 ～ 3 g。

【代表方剂】

1. **服蛮煎加竹叶石膏汤**　生地黄，橘白，木通，半夏，知母，牡丹皮，麦冬，泽泻，茯苓，石膏，甘蔗皮，荸荠，竹叶。主治病后复劳感邪，虚邪袭人，阴虚夹痰，蕴恋于络。出自《清代名医医案精华》（卷三）（清·秦伯未）。

2. **加减苇茎汤**　水芦根，冬瓜仁，杏仁，佩兰，连翘，金银花，橘白。主治妊娠湿温之候，恶寒蕴热，头目昏重，肢节酸痛，胸膈痞闷，湿在阳明，已化热者。出自《顾氏医经读本》（卷四）（近代·顾思湛）。

【临床应用】

1. **健脾消食行气**[13]　橘白，山药，扁豆，沙参，白术。治疗脾胃虚弱的厌食纳少等症。

2. **和胃**[14]　橘白，五谷虫，山药，白术，太子参，白扁豆。治疗小儿疳症及脾虚胃弱之厌食、纳少等症。

橘 核

（Júhé）

橘核,又名橘子仁、橘子核、橘米、橘仁,
为芸香科植物橘及其栽培变种的干燥成熟种
子。果实成熟后收集,洗净,晒干。

【化学成分】[15]

1. **柠檬苦素类** 如柠檬苦素、诺米林、黄
柏酮等。

2. **黄酮类** 如芸香柚皮苷、橙皮苷、柚皮
素等。

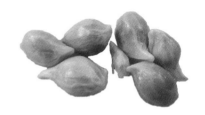

橘核

【性味归经】味苦,性平。归肝、肾经。

【功能主治】理气,散结,止痛。用于小
肠疝气,睾丸肿痛,乳房胀痛。

【药理作用】

1. **镇痛抗炎作用**[15, 16] 橘核中含有的柠
檬苦素能显著抑制耳郭肿胀小鼠模型的炎性
状态,有明显的抗炎作用。

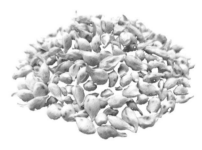

橘核(饮片)

2. **抗氧化作用**[15] 橘核的醇提取物能够有效清除氧自由基,具有抗氧化活性。

3. **抗癌抗肿瘤作用**[15] 橘核中柠檬苦素类化合物和黄酮类化合物均对肿瘤有
抑制作用。

4. **抗病毒作用**[16] 橘核中的柠檬苦素和诺米林可抑制蛋白酶,从而抑制病毒
活性,起到抗病毒的作用。

【用法用量】内服:煎汤,3 ~ 9 g;或入丸、散。

【代表方剂】

1. **橘核丸** 炒橘核,海藻,昆布,海带,炒川楝子,麸炒桃仁,姜厚朴,木通,
麸炒枳实,炒延胡索,桂心,木香。主治卵核肿胀,偏有大小,或坚硬如石,或引脐
腹绞痛,或肤囊肿胀,或成疮毒,轻则时出黄水,甚则成痈溃烂。出自《严氏济生
方》(南宋·严用和)。

2. **回春丸** 茯苓,白术,炒山楂子,枳实,炒茴香,炒茱萸,炒橘核,荔枝核。
治疝气。出自《摄生众妙方》(卷七)(明·张时彻)。

3. **橘茴饮** 橘核,盐水炒茴香,木通,官桂,川楝子,吴茱萸(黄连煎水炒)。

主治寒疝，睾丸肿大且牵痛，或丸入小腹。出自《济众新编》(卷四)(朝鲜·康命吉)。

4. **楂橘丸**　山楂，炒橘核，炒山栀，柴胡，牡丹皮，炒桃仁，大茴香，炒小茴香，炮吴茱萸。具有温经散寒，活血散结之功效。用于诸疝痛。出自《简明医彀》(卷三)(明·孙志宏)。

【临床应用】

1. **治疝气、睾丸肿痛**[13]　橘核，小茴香，乌药，青皮。主散寒，理气，止痛。

2. **治腰痛**　橘核，杜仲。炒研末，盐酒下。出自《简便单方俗论》(明·杨起)。

3. **治酒渣鼻，鼻上赤**　橘核，微炒为末，研胡桃肉，以温酒同服。出自《本草衍义》(宋·寇宗奭)。

4. **治乳痈**[17]　橘核，水，酒。主理气，散结，止痛。

橘　络

（**Júluò**）

橘络，别名橘丝、橘筋，为芸香科植物橘及其栽培变种成熟果皮内层的干燥筋络。将橘皮剥开，撕取中果皮与内果皮之间附着的白色分支状筋络，趁鲜软时将筋络理顺，干燥。

【化学成分】[18, 19]

1. **黄酮类**　如橙皮苷、金合欢素等。

2. **萜类**　如熊果酸、前牡荆内酯、牡荆内酯等。

3. **酚酸类**　如香草醛、对羟基肉桂酸、对羟基苯甲酸等。

4. **木质素**　如芝麻素、泡桐素等。

5. **甾体类**　如 β- 谷甾醇等。

6. **生物碱**　如辛弗林等。

【性味归经】味甘、苦，性平。归肝、肺、脾经。

【功能主治】通络，理气，化痰。用于咳嗽痰多，痰中带血，胸胁作痛。

【药理作用】[19]

1. **抗氧化作用**　橘络中所含的橙皮苷能抵抗亚油酸和脂质体的氧化，具有抗氧化活性。

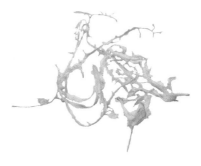

橘络

2. **抗肿瘤作用** 橘络中所含的橙皮苷及其衍生物能抑制人鼻咽癌细胞的增殖，具有抗癌作用。

3. **促进胃肠排空作用** 橘络中所含的辛弗林可促进胃平滑肌的再收缩，并对肾上腺素引起的胃肠运动抑制具有显著的拮抗作用，可以促进胃运动。

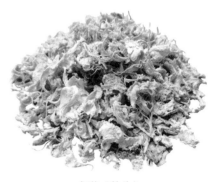

橘络（饮片）

【**用法用量**】内服：煎汤，2.5～4.5 g。

【**代表方剂**】

1. **保幼化风丹** 胆南星，羌活，独活，天麻，钩藤，橘络，半夏，全蝎，党参，黄芩，甘草。主清热散风，止嗽化痰。用于惊风里热，咳嗽发热，头痛身痛，四肢抽动，睡卧不安。出自《全国中药成药处方集》。

2. **变通十味温胆汤** 橘络，茯神，半夏，甘草，枳实，生地黄，酸枣仁，生远志，石菖蒲，竹沥（冲）。主化痰开窍，养心安神。用于忽悲忽喜，哭笑无常，惊悸失眠，精神痴呆，舌质淡，苔薄白腻，脉滑。出自《中医治法与方剂》（现代·陈潮祖）。

3. **解郁舒肺和脉膏** 生香附，僵蚕，石菖蒲，苏梗，白芥子，橘络，全当归，青皮，赤芍，丹参，片姜黄，桑枝，透骨草，鸡血藤膏。主化痰通络。出自《慈禧光绪医方选议》（现代·陈可冀）。

4. **通乳散结汤** 全瓜蒌，青皮，丝瓜络，橘络，通草，橘叶，郁金，刺蒺藜，蒲公英。主疏肝解郁，通络散结。用于乳腺增生引起的肝郁气滞，乳汁停滞不畅，乳房硬满胀痛，或红肿，恶寒发热，舌淡苔白，脉弦数。出自《中医妇科治疗学》（现代·卓雨农）。

【**临床应用**】

1. **治痰湿咳嗽，痰多气喘** 橘络，半夏，茯苓。水煎服，日一剂。出自《中华本草》（第四册）。

2. **治肺热咳嗽痰黄** 橘络，桑白皮，瓜蒌皮，川贝母。水煎服，日一剂。

3. **治肺痨咳嗽咯血** 橘络，白及，丝瓜络，瓜蒌皮。水煎服，日一剂。

4. **治中风、眼歪斜** 橘络，当归，红花。主理气活血，通络止痛。橘络，钩藤，当归，赤芍。用于眼歪斜，风痰阻络，可祛风活血化痰通络。出自《中华本草》（第四册）。

5. **治胸胁疼痛**[14] 橘络，白芍，甘草，贝母。主宣通经络，行气化痰。用于痰滞经络，咳嗽，胸胁疼痛等症。

生活小妙招

1. **血管保健** 中老年人及高血压患者，容易出现视网膜出血或血管硬化等现象，多喝橘络茶，对保持血液流通有益。

2. **通经通络** 在煮粥时加入少量的橘络，女性食用可在经络气滞、久咳胸痛时起到调节作用；炖肉时放入橘络炖煮，有助于顺气活血，对冠心病患者有益。

参考文献

［1］余祥英，陈晓纯，李玉婷，等．不同产地和不同贮藏年限陈皮的化学成分研究进展［J］．食品安全质量检测学报，2020，11（12）：3809-3817.

［2］李皓翔，梅全喜，赵志敏，等．陈皮、广陈皮及新会陈皮的化学成分、药理作用和综合利用研究概况［J］时珍国医国药，2019，30（6）：1460-1463.

［3］赵佳雄，崔粲，孙文潇，等．盱江医家龚廷贤辨治胃脘痛特色探微［J］．江西中医药，2021，52（9）：1-5.

［4］张艳红，安月鹏，石光煜．杨素清教授运用角药治疗掌跖脓疱病经验［J］．环球中医药，2021，14（9）：1642-1645.

［5］彭珊珊．清养润肺方"异病同治"小儿支气管哮喘慢性持续期和变应性咳嗽的疗效研究［D］．南京：南京中医药大学，2021.

［6］王小龙．消结止痛汤治疗乳腺增生病86例［J］．实用临床医学（江西），2011，12（7）：2.

［7］国家药典委员会．中国药典［M］．北京：中国医药科技出版社，2020.

［8］牛丽茜．橘红生姜汤防感冒［J］．老同志之友，2020，（11）：70.

［9］刘树明，冯静，李新会．橘红痰咳液联合异丙托溴铵治疗慢性阻塞性肺疾病急性加重期的临床研究［J］．现代药物与临床，2020，35（1）：99-104.

［10］于嘉祥，王安娜，郑一，等．基于网络药理学的半夏-橘红药对治疗代谢综合征的作用机制探析［J］．中国实验方剂学杂志，2020，26（21）：118-128.

［11］陈帅华，李晓如，何昱，等．橘白与橘络挥发油成分的比较［J］．中国现代应用药学，2011，28（4）：326-330.

［12］EUN A Y, GON S K, SUNG W J, et al. Flavonoid profile and biological activity of Korean citrus varieties（Ⅱ）: pyunkyul（*Citrus tangerina* Hort. ex Tanaka）and overall contribution of its flavonoids to antioxidant effect[J]. Journal of Functional Foods, 2014, 6: 637-642.

［13］何培芸．橘皮及橘络、橘核、橘白、橘红、青皮在临床的运用［J］．陕西中医，2006，27（1）：103.

［14］孙浩．橘皮、橘红、橘白、橘络有何功用？在儿科临床应如何使用？［J］．中医杂志，2003，（7）：553.

［15］王黎，黄得栋，晋玲，等．中药橘核的研究概况［J］．中兽医医药杂志，2020，39（6）：39-43.

［16］莫书蓉，朱慧，缪舒益，等．中药橘核不同炮制品镇痛抗炎作用研究［J］．中药药理与临床，2007，23（5）：141-142.

［17］黄志峰．橘核外敷治乳痈经验［J］．江西中医药，1995，（S3）：64.

［18］李飞，蒋磊，张黎娟，等．橘络的化学成分研究［C］// 中国药学会．2013年中国药学大会暨第十三届中国药师周论文集．出版地不详：出版社不详，2013.

［19］徐文进，李伊楠，张月，等．橘络药学研究概况（英文）［J］．农业科学与技术：英文版，2014，15（6）：977-979，982.

2.3

橄榄——橄榄核

橄　榄

（Gǎnlǎn）

橄榄是亚热带特产果树。栽培历史悠久，在《齐民要术》中就有关于橄榄的记载。橄榄果肉营养丰富，富含维生素 C 和维生素 E。经常食用橄榄可以预防疾病、缓解疲劳，同时橄榄核也可入药。

橄榄核

（Gǎnlǎnhé）

本品为橄榄科植物橄榄 *Canarium album*（Lour.）Rauesch. 的果核。秋季采收成熟果实，除去果肉，得其果核，鲜用或晒干。橄榄在中国的福建、台湾、广东、广西、云南，日本的长崎、冲绳等地区均有栽培。

橄榄核

【化学成分】[1-3]

1. **橄榄核仁油**　如亚油酸、油酸等。

2. **其他**　如脂肪酸、氨基酸、矿物质等。

【性味归经】味甘、涩，性温。归肝、胃、大肠经。

【功能主治】解毒，敛疮，止血，利气。主治咽喉肿痛，口舌生疮，冻疮，痔疮，天疱疮，肠风下血，睾丸肿痛。

【用法用量】内服：烧存性，研末，3 ～ 6 g；或磨汁。外用：适量，烧存性，研末撒或调敷；或磨汁涂。

【临床应用】

1. **治口疳，喉癣，喉痛** 橄榄核，煅鸡蛋壳，儿茶，煅人中白，冰片。共研细，每用少许，吹之。出自《王氏医存》(清·王燕昌)。

2. **治耳足冻疮** 橄榄核，烧灰研末，油调涂之。出自《本草纲目》(明·李时珍)。

3. **治男女下疳痒不可当者，并一切极痒诸疮** 橄榄核。烧研末，加冰片，麻油、猪胆汁调搽。出自《疡医大全》(清·顾世澄)。

4. **治天疱疮、黄水疮，肾囊风** 橄榄，山螺蛳灰，青黛，冰片。研细，调麻油搽。出自《重庆草药》。

5. **治肠风下血久不瘥者** 橄榄核。烧灰为末，陈米饮调。出自《杨氏家藏方》(南宋·杨倓)。

6. **治阴肾癫肿** 橄榄核，荔枝核，山楂核。烧存性，研末。空心茴香汤调下。出自《本草纲目》(明·李时珍)。

7. **治鱼骨鲠** 橄榄核。为末，以水调服。出自《丹台玉案》(明·孙文胤)。

8. **治疮子倒靥** 橄榄核。中截断，水磨少许服。出自《普济方》(明·朱橚等)。

9. **解河豚毒** 橄榄核。磨汁或研末，水调服。出自《本草从新》(清·吴仪洛)。

参考文献

[1] 何志勇，夏文水．两种不同橄榄核仁油中脂肪酸组成的GC/MS分析[J]．食品科学，2006，27(3)：168-170.

[2] 何志勇，夏文水，吴刚，等．橄榄核仁油的理化特性及脂肪酸组成[J]．食品科技，2005，(9)：98-100.

[3] 何志勇，夏文水，吴刚．橄榄核仁营养成分分析[J]．营养学报，2006，28(2)：189-190.

2.4

梨——梨皮

梨

（Lí）

我国是梨的起源地之一，梨最早被称为"甘棠"，我国的梨树栽培史已有 2 000 年以上。梨的果实味美多汁，甜中带酸，营养非常丰富。它可生食，有降火、清心、润肺、化痰、止咳、退热、解疮毒和酒毒的功效；也可蒸煮后食用，在民间，梨还有去核后放入冰糖，蒸煮食用的传统，用以止咳。生活中往往会把果皮削去后食用，其实梨皮也是一味中药。

梨 皮

（Lípí）

梨皮，为蔷薇科梨属植物白梨 *Pyrus bretschneideri* Rehd.、沙梨 *Pyrus pyrifolia* (Burm.f.) Nakai、秋子梨 *Pyrus ussuriensis* Maxim. 的果皮。9 ～ 10 月果实成熟时采摘，削取果皮，鲜用或晒干。目前，市面上常见的梨都是白梨，如皇冠梨、砀山梨、库尔勒香梨、雪花梨、苹果梨等；也有沙梨，如安徽宣城的雪梨、浙江台州的箬包梨等；秋子梨较为常见的有香水梨、安梨、沙果梨、京白梨等。

【化学成分】[1, 2]

1. **酚酸类** 如绿原酸等。

2. **黄酮类** 如原花青素等。

3. **三萜类** 如熊果苷等。

【性味归经】味甘、涩，性凉。归肺、心、肾、大肠经。

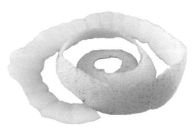

梨皮

【功能主治】清心润肺，降火生津。主治暑热烦渴，肺燥咳嗽，吐血，痢疾。

【药理作用】

抗氧化作用[3,4]　梨皮提取物中所含的酚酸类化合物对自由基和细胞内活性氧具有较好的清除作用。

【用法用量】内服：煎汤，9～15 g，鲜品30～60 g。外用：适量，捣汁涂。

【代表方剂】

1. **桑杏汤**　桑枝，杏仁，沙参，浙贝母，香豉，栀皮，梨皮。具有清宣温燥，润肺止咳之功效。主治外感温燥证，症见身热、口渴、咽干、鼻燥、痰少且黏、舌红、苔薄且干，脉浮数且右脉较大。出自《温病条辨》（卷一）（清·吴瑭）。

2. **杏仁汤**　杏仁，黄芩，连翘，滑石，桑叶，茯苓，白蔻皮，梨皮。主治肺疟、咳嗽较频繁、背部寒冷，舌白且渴饮。出自《温病条辨》（卷一）（清·吴瑭）。

3. **麦冬梨皮饮**[5]　麦冬，梨皮，用开水冲泡，做茶饮。主治干咳。

【临床应用】

1. **治痢疾久不止**　梨皮，石榴壳。水煎服。出自《四川中药志》。

2. **治水肿病之消化不良**　梨皮，五加皮，陈皮，桑白皮，茯苓皮。水煎或炖肉服。出自《四川中药志》。

3. **治秋燥咳嗽**[6]　桑叶，沙参，百合，杏仁，麦冬，浙贝母，天花粉，牛蒡子，枇杷叶，生甘草，梨皮。水煎服。

参考文献

[1] 马利华，腾金华. 梨皮多酚提取物组成的研究 [J]. 徐州工程学院学报（自然科学版），2019，34（3）：43-47.

[2] 郭海丽. 梨皮化学成分的LC-MS和NMR研究 [D]. 武汉：华中师范大学，2014.

[3] 陶迎梅. 皇冠梨皮渣中绿原酸的提取、纯化及抗氧化活性研究 [D]. 兰州：甘肃农业大学，2017.

[4] 郭杰. 野生秋子梨果皮和叶子中酚类化合物及其抗氧化活性的研究 [D]. 长春：吉林大学，2018.

[5] 鲁敏，王孟清. 中医药治疗小儿感染后咳嗽的用药规律研究 [J]. 湖南中医杂志，2019，35（5）：135-136，154.

[6] 佚名. 治秋燥咳嗽二方 [J]. 湖南中医杂志，2018，34（10）：62.

2.5

荔枝——荔枝壳、荔枝核

荔 枝

（Lìzhī）

荔枝

　　荔枝是常绿乔木，主要分布于中国的南部和东南部，古名"离枝"，秦汉时期已有栽培，现在广东和福建栽培较为广泛。时至今日，荔枝已出现在千家万户的果盘里，剥壳去核食肉，其实荔枝壳和荔枝核也是中药。

荔枝壳

（Lìzhīké）

　　荔枝壳为无患子科植物荔枝 *Litchi chinensis* Sonn. 的果皮。6 ～ 7 月采收成熟的果实，在加工时剥取外果皮，晒干。

　　【化学成分】[1-4]

　　1. **黄酮类**　如表儿茶素、原花青素 B_2 和原花青素 B_4 等。

　　2. **其他类**　如多糖、多酚等成分。

　　【性味归经】味苦，性凉。归心经。

　　【功能主治】除湿止痢，止血。主治痢疾，血崩，湿疹。

　　【药理作用】

　　1. **抗氧化作用**[4]　荔枝壳中的多糖、总黄酮具有较强的清除自由基的能力，有明确的抗氧化活性。

　　2. **降血糖作用**[4]　荔枝壳中的游离多酚对 α- 葡萄糖苷酶具有较强的抑制作用，对降低餐后血糖水平有积极的作用。

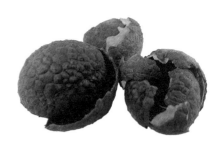
荔枝壳

3. **抗动脉粥样硬化、保护心脏作用**[5,6]　荔枝壳中的原花青素具有抗动脉粥样硬化的作用,亦能够明显减轻心肌细胞凋亡。

【用法用量】内服:煎汤,4.5～9 g;或入散剂。外用,适量,煎水洗。

【代表方剂】

1. **经红散**　炒荔枝壳。主治小儿赤白痢,腹痛不食。出自《普济方》(卷三九七)(明·朱橚等)。

2. **橡实汤**　炒橡实壳、炙甘草、荔枝壳、石榴皮。主治赤白痢。出自《普济方》(卷二一一)(明·朱橚等)。

3. **草灰散**　荔枝壳,纸灰,陈茅草。主治痘溃烂。出自《梅氏验方新编》(清·梅启照)。

【临床应用】

1. **治血崩**　荔枝壳。水煎服。

2. **解腹胀消化不良**[7]　荔枝壳。水煎服。

荔枝核
（Lìzhīhé）

荔枝核,无患子科植物荔枝的干燥成熟种子。6～7月果实成熟时采摘,食荔枝肉(假种皮)后收集种子,洗净,晒干。

【化学成分】[8]

1. **黄酮类**　如山奈酚-3-O-β-D-吡喃葡萄糖苷、槲皮素等。

2. **糖苷类**　如乔松素-7-O-β-D-葡萄糖苷等。

3. **其他**　如多酚、甾体、鞣质和萜类等成分。

【性味归经】味甘、微苦,性温。归肝、肾经。

【功能主治】行气散结,祛寒止痛。用于寒疝腹痛,睾丸肿痛。

【药理作用】

1. **抗炎和抗氧化作用**[9,10]　荔枝核所含的总黄酮对肝细胞损伤具有一定改善作用,在抗炎保肝方面具有良好的药理作用。另外,总黄酮具有较强的清除自由基的能力,有明确的抗氧化作用。

2. **抗肿瘤作用**[11]　荔枝核所含的黄酮、

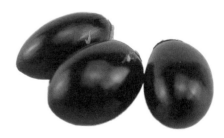

荔枝核

皂苷等成分,在抗肿瘤、降血糖和改善学习记忆等方面均有显著的作用。

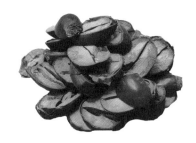

荔枝核(饮片)

3. 降血糖作用[11, 12]　荔枝核的有效成分鞣质对 α- 葡萄糖苷酶活性具有抑制作用。另外,其含有的多糖和黄酮,均有较强的降血糖的作用。

【用法用量】内服:煎汤,6 ～ 10 g;研末,1.5 ～ 3 g;或入丸、散剂。外用:适量,研末,调敷。

【代表方剂】

1. **橘核丸**　盐橘核,川楝子,炒山楂,制香附,荔枝核,炒小茴香,神曲。为经典方剂。主治寒湿疝气,睾丸肿胀,或引脐腹绞痛,甚者阴囊肿大,或成疮毒,或成痛溃烂。出自《医学心悟》(清·程国彭)。

2. **川楝汤**　川楝子,炒小茴香,橘核,荔枝核,甘草。具有温通肝脉,散寒止痛之功效。主治不可忍受的痛经,身上发热。出自《万病回春》(卷五)(明·龚廷贤)。

3. **荔核散**　荔枝核,沉香,木香,青盐,食盐,炒八角茴,小茴香,川楝子肉。主通阳化滞,散寒消结,行气止痛。主治疝气导致的阴核肿大,痛到不可忍。出自《普济方》(卷二四七)(明·朱橚等)。

4. **蠲痛散**　荔枝核,炒香附。主疏通气血,疏肝理气,止痛。主治妇人的血气刺痛,未婚女子的月经不通,心腹上下及胃脘部痛。出自《妇人大全良方》(卷七)(南宋·陈自明)。

 生活小妙招

　　缓解痛经　用荔枝核熬水喝,可以很好地缓解痛经症状。

参考文献

　　[1] 阮尚全,宋秋菊,何慧蓉,等. 超声波协同酶法提取荔枝壳中总黄酮及抗氧化性 [J]. 四川师范大学学报(自然科学版),2014,37(4):574-578.

　　[2] 赵丹丹,陈盛余,凌绍明,等. 荔枝壳多糖的超声波提取及其抗氧化活性研究 [J]. 安徽农业科学,2016,44(4):123-125.

　　[3] 杨宝,赵谋明,刘洋,等. 荔枝壳主要黄烷醇类物质分析(英文)[J]. 天然产物研究与开发,2005,17(5):511-579.

［4］　杨丽珍, 邹波, 徐玉娟, 等. 荔枝壳多酚对 α - 葡萄糖苷酶的抑制作用 [J]. 食品科技, 2017, 42（5）: 174–179.

［5］　张瑞芬. 荔枝果壳原花青素的分离鉴定及其抗动脉粥样硬化作用分子机制 [D]. 武汉: 华中农业大学, 2017.

［6］　张晓晖, 孙智达, 李书艺, 等. 荔枝壳原花青素对脓毒症大鼠心肌细胞凋亡的作用及其机制研究 [J]. 中国药理学通报, 2015, 31（7）: 931–935.

［7］　程露. 荔枝壳的功用 [J]. 农家之友, 2012,（6）: 39.

［8］　于培良, 赵立春, 廖夏云, 等. 荔枝核化学成分和药理活性研究进展 [J]. 中国民族民间医药, 2018, 27（15）: 41–46.

［9］　周学东, 刘庆涛. 荔枝核总黄酮对肝纤维化模型大鼠肝细胞损伤的改善作用 [J]. 中国药房, 2015, 26（22）: 3099–3102.

［10］　陆志科, 黎深. 荔枝核活性成分分析及其提取物抗氧化性能研究 [J]. 食品科学, 2009, 30（23）: 110–113.

［11］　刘莹, 郭宏伟, 蓝毓营, 等. 荔枝核抗肿瘤活性成分及作用机制的研究进展 [J]. 中南药学, 2020, 18（11）: 1874–1878.

［12］　钟世顺, 邓志军, 李常青, 等. 荔枝核有效部位群对 α - 葡萄糖苷酶的抑制作用 [J]. 今日药学, 2015, 25（9）: 617–619.

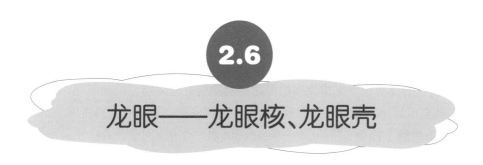

2.6

龙眼——龙眼核、龙眼壳

龙　眼

（Lóngyǎn）

龙眼, 原产于中国南部地区, 主要分布于福建、台湾、海南多地。其因种子圆黑而有光泽, 种脐凸起呈白色, 看似传说中"龙"的眼睛, 所以得名"龙眼"。龙眼的果实营养丰富, 是名贵的高级滋补品,《神农本草经》中记载:"味甘平。主五脏邪气, 安志厌食。久服, 强魂聪明, 轻身, 不老, 通神明。"已收录入《中华人民共和国药典》。另外, 龙眼核和龙眼壳亦是中药。

龙眼核

（Lóngyǎnhé）

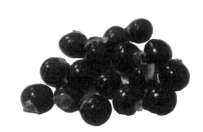

龙眼核

龙眼核，为无患子科植物龙眼 *Dimocarpus longan* Lour. 的种子。果实成熟后，剥除果皮、假种皮，留取种子，鲜用或晒干备用。

【化学成分】[1]

1. **黄酮类** 如原花青素等。

2. **皂苷类** 如肥皂草素等。

3. **其他** 如多酚、多糖、脂肪、氨基酸等。

【性味归经】味苦、涩，性平。归肝、脾、膀胱经。

【功能主治】行气散结，止血，燥湿。主治疝气，瘰疬，创伤出血，腋臭，疥癣，湿疮。

【药理作用】

1. **抗炎作用**[2,3] 龙眼核含有的多酚可减轻炎症反应，缓解肺组织病理状态。

2. **抗氧化作用**[4] 龙眼核含有的多酚和黄酮具有抗氧化活性。

3. **降血糖、降血脂作用**[5] 龙眼核中黄酮类物质原花青素有明显的降低血糖和改善血脂，修复胰脏病变组织的作用。

4. **抗衰老作用**[6] 龙眼核多酚通过抑制细胞外胶原蛋白的糖基化，减少胶原蛋白糖基化对成纤维细胞增殖的影响，从而达到抗皮肤糖基化衰老的作用。

【用法用量】内服：煎汤，3～9 g；或研末。外用：适量，煅存性研末调敷；或调敷。

【代表方剂】

1. **金刀独圣丹** 龙眼核，剥去黑壳，研为极细末。主止血定痛。主治金疮。出自《疡科纲要》（卷下）（近代·张山雷）。

2. **骊珠散** 龙眼核，研为细末。主止血定痛。主治刀刃、跌打诸伤。出自《重庆堂随笔》（清·王秉衡）。

3. **偏坠散** 含有炒荔枝核、炒龙眼核、炒小茴香各等分。主治疝气偏坠，小肠气痛。出自《奇方类编》（卷上）（清·吴世昌）。

【临床应用】

1. **治小便不通** 龙眼核。去黑壳，打碎，水煎服。通后欲脱者，以圆肉汤饮之。出自《本草纲目拾遗》（清·赵学敏）。

2. **治散光**[7]　龙眼肉，龙眼核，枸杞子，决明子，红花，桑叶，菊花，石菖蒲，五味子，熟地黄，谷精草，夏枯草，冰片。该草本膏促进局部血液循环、激活萎缩视神经，起到治疗散光的作用。

3. **治脑漏**　龙眼核。入铜炉内烧至烟起，筒熏入患鼻孔内。出自《黄贩翁医抄》(黄贩翁)。

4. **治一切疮疥**　龙眼核。煅存性，麻油调敷。出自《高世元传世方》(佚名)。

5. **治癣**　龙眼核。去黑壳，用内核，米醋磨涂。出自《医方集听》(佚名)。

6. **治足趾痒烂**　龙眼核。烧灰掺之。出自《药镜》(明·蒋仪)。

生活小妙招

　　1. **保健**　生活中用龙眼核煮水喝。龙眼核煮水服用具有一定的健脾消食、理气止痛、除湿等保健作用。

　　2. **止痛、止血**　生活中龙眼核可以磨粉外用。龙眼核晒干后磨粉，对外伤出血具有极好的缓解作用，可以止痛和止血。

龙眼壳

(Lóngyǎnké)

龙眼壳，为无患子科植物龙眼的果皮。夏季果实成熟时，剥取果皮，晒干备用。

【**化学成分**】[8-10]

1. **酚酸类**　如原儿茶酸、没食子酸。

2. **黄酮类**　如 (—) - 表儿茶素等。

3. **其他**　如多糖等成分。

【**性味归经**】味甘，性温。归肺经。

【**功能主治**】祛风，解毒，敛疮，生肌。主治眩晕耳聋，痈疽久溃不敛，烫伤。

【**药理作用**】

1. **抗氧化、抗肿瘤作用**[8, 11]　龙眼壳提取物中的黄酮对卵黄脂蛋白脂质过氧化及羟自由基具有明显的抑制作用，具有一定的抗氧化能力；也可抑制肿瘤细胞生长，有抗肿瘤作用，

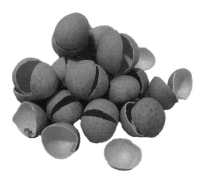

龙眼壳

且对化疗药物具有增效减毒作用。

2. **保护脑功能作用**[12]　龙眼壳提取物中的黄酮可抗自由基和抑制一氧化氮生成，对急性脑缺血再灌注损伤具有保护作用。

3. **提高免疫力**[10]　龙眼壳提取物中的多糖有一定的增强免疫力的作用。

4. **降血糖作用**[13]　龙眼壳提取物中的多酚可以影响糖代谢和增强胰岛素敏感性，可作为一种潜在的抗高血糖药物。

【用法用量】内服：煎汤，6～9 g。外用：适量，研末撒；或调敷。

【临床应用】

1. **治心虚头晕**　龙眼壳。水煎服。散邪祛风，聪耳明目。出自《本草再新》（清·叶天士）。

2. **治汤泡伤**　龙眼壳。煅存性，为末，桐油调涂于患处，即止痛，愈后无瘢痕。出自《行箧检秘》（佚名）。

3. **治痈疽久不愈合**　龙眼壳。烧灰，研细，调茶浊敷。出自《泉州本草》。

4. **治烫火伤**　龙眼壳。研细，治烫火伤。出自《重庆堂随笔》（清·王秉衡）。

5. **治皮肤病、荨麻疹**[14]　龙眼壳。煎水外洗。

 生活小妙招

　　祛风明目　龙眼壳洗净晾干后泡水喝，具有祛风明目的作用。

参考文献

［1］纪漫. 龙眼核活性脂质的提取分离及其保湿活性的研究 [D]. 无锡：江南大学，2019.

［2］LEE C H, CHEN Y S, HOU C W, et al. Anti-inflammatory effect of longan seed extract in carrageenan stimulated Sprague-Dawley rats[J]. Iranian journal of basic medical sciences, 2016, 19（8）：870-874.

［3］李佳娜，郭苏兰，肖水秀，等. 龙眼核多酚对用脂多糖诱导的急性肺损伤小鼠肺组织的保护作用及相关机制 [J]. 当代医药论丛，2019, 17（11）：102-104.

［4］CHEN J Y, XU Y J, GE Z Z, et al. Structural elucidation and antioxidant activity evaluation of key phenolic compounds isolated from longan（Dimocarpus longan Lour.）seeds[J]. Journal of Functional Foods, 2015, 17: 872-880.

［5］王俊，任美萍，陈斯玮，等. 龙眼核原花青素提取物对Ⅱ型糖尿病小鼠血糖血脂的影响 [J]. 沈阳药科大学学报，2017, 34（7）：594-599.

［6］郑子锋. 龙眼核多酚抗皮肤糖基化衰老作用的研究 [D]. 无锡：江南大学，2021.

［7］林春莉. 一种用于治疗散光的草本膏及制备设备：CN112843160A [P], 2021-05-28.

［8］宋佳玉，张清伟，刘金宝，等. 龙眼壳粗黄酮提取物体内外抗肿瘤研究 [J]. 食品研究与开发. 2016, 37（3）：40-43.

［9］ 刘春丽，关小丽，李典鹏，等. 龙眼壳中化学成分的研究（Ⅰ）[J]. 广西植物，2014，34（2）：167-169，173.

［10］ 李福森，李雪华，吴妮妮，等. 龙眼壳多糖体内免疫活性研究 [J]. 时珍国医国药，2011，22（9）：2087-2088.

［11］ 刘焕云，王海燕，梁燕，等. 龙眼壳黄酮的微波提取及体外抗氧化活性研究 [J]. 天然产物研究与开发，2015，27（3）：438-441，458.

［12］ 王文波，夏学巍，杜贻庆，等. 龙眼壳总黄酮对大鼠局灶性脑缺血再灌注损伤的保护作用及其机制 [J]. 中药药理与临床，2011，27（1）：45-47.

［13］ LI L，XU J，MU Y，et al. Chemical characterization and anti-hyperglycaemic effects of polyphenol enriched longan（*Dimocarpus longan* Lour.）pericarp extracts[J]. Journal of Functional Foods，2015，13：314-322.

［14］ 佚名. 龙眼壳治荨麻疹 [J]. 开心老年，2010，（3）：58.

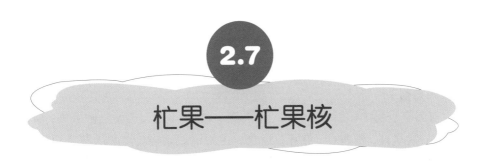

2.7

杧果——杧果核

杧　果
（Mángguǒ）

杧果，漆树科常绿乔木的果实。原产于印度及马来西亚，唐朝时传入我国，是现今人们广泛食用的水果之一。含有糖、蛋白质、矿物质，以及丰富的维生素 A 和维生素 C。有益胃、生津、止呕、止咳等功效。食用后的杧果核，往往被丢弃，其实杧果核也是一味中药。

杧果核
（Mángguǒhé）

杧果核，漆树科植物杧果 *Mangifera indica* L. 的干燥带内果皮的种子。夏、秋二季果实成熟时,收集果核,干燥,即得。

【化学成分】[1-4]

1. 脂肪酸类[2] 如油酸和硬脂酸等。

2. 黄酮类[4] 如杧果苷等。

3. 其他 如多酚[1,4]、饱和甘油酯[3]等。

【性味归经】味酸、涩,性平。归胃、小肠经。

【功能主治】健胃消食,化痰行气,滋阴补肾。主治饮食积滞,食欲不振,咳嗽,疝气,睾丸炎,肾虚等。

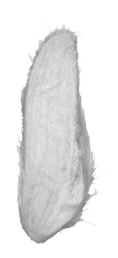

杧果核

【药理作用】

1. 抗菌作用[5,6] 杧果核提取物对致病细菌有较明显的抑制作用,如志贺痢疾杆菌、福氏痢疾杆菌、大肠杆菌、铜绿假单胞菌、金黄色葡萄球菌等;亦具有抗炭疽杆菌作用。

2. 抗癌作用[7] 杧果核提取物中的多酚已被证明对结肠癌细胞系具有抗增殖作用。

【用法用量】煎汤,3～9 g,用时破碎。

【代表方剂】

1. 前列宁胶囊 蒺藜子,石韦,蒲公英,刺柏,诃子,刀豆,杧果核,蒲桃,大托叶云实,紫草茸,藏茜草,红花,豆蔻。主治清热解毒,化瘀通淋。用于热毒瘀阻所引起的尿频、尿急、尿痛、小便频数。出自《国家中成药标准汇编》(内科肾系分册)。

2. 二十八味槟榔丸 槟榔,蒲桃,石榴子,大托叶云实,肉桂,杧果核,荜茇,刀豆,豆蔻,金礞石,干姜,蟹壳。主治前列腺的炎症肿痛。用于寒性腰髋关节痛,脓血尿,睾丸肿胀等。出自《中华人民共和国卫生部药品标准藏药》(第一册)。

3. 十味豆蔻丸 豆蔻,山柰,光明盐,荜茇,蟹壳,冬葵果,杧果核,蒲桃,大托叶云实,麝香。主治补肾,排石。用于肾寒,膀胱结石,腰部疼痛,尿频,尿闭。出自《中华人民共和国卫生部药品标准藏药》(第一册)。

【临床应用】

1. 治疝气及小儿食滞 杧果核,龙眼核,柚子核,桃核,黄皮核。煎汤服。出自《广西中药志》。

2. 治脾胃病[8] 焦山楂,佩兰,乌梅,杧果核。该方有健脾和胃,疏肝理气,清热养阴,活血化瘀,宣肺,祛湿解毒等功效。

3. 治食滞咳嗽 杧果核,布渣叶。水煎服。出自《广东中药》。

4. 治支原体肺炎[9] 杧果核为主,配伍麻黄、北杏、石膏、甘草等,组成杧果核汤。该方具有疏泄肺经热邪功效。

5. 治小儿内伤咳嗽[10] 甘草，陈皮，半夏，白术，茯苓，石菖蒲，百部，莱菔子，远志，杧果核，槟榔。可培土生金，健脾益肺。具有消食导滞，祛风化痰，兼以去实的功效。

 生活小妙招

止咳食疗方 杧果核生鱼贝母汤

材料：杧果核（干品）约100 g，生鱼1条，贝母15 g，生姜片适量。

方法：生鱼洗净，擦干。热锅加入适量油和生姜片，放入生鱼，慢火煎至微黄，加入开水，快火煮6～7分钟。将剩余材料一同加入锅中，慢火煮1小时，适当调味即可。

功效：适用于脾虚痰湿导致的咳嗽咳痰、过食，脾虚导致的积食、消化不良，病后、术后的患者均可食用，尤其适合脾胃虚弱的老人和小孩，对杧果过敏者请慎用。

参考文献

［1］刘晓珍，李福香，祝兆亮，等. 杧果核多酚超声辅助提取工艺优化及抑菌活性研究［J］. 食品研究与开发，2021，42（14）：56-60，70.

［2］AWOLU O O, MANOHAR B. Quantitative and qualitative characterization of mango kernel seed oil extracted using supercritical CO_2 and solvent extraction techniques[J]. Heliyon, 2019, 5（12）：e03068.

［3］SOPARK S, PIMWALAN O, SILVANA M, et al. High - intensity ultrasound - induced crystallization of mango kernel fat[J]. J Am Oil Chem Soc, 2021, 98（1）：43-52.

［4］康超，刘凤听，刘云芬，等. 不同品种杧果核多酚和黄酮含量及抗氧化活性评价［J］. 食品工业科技，2021，42（20）：100-105.

［5］BSHABSHE AA, JOSEPH M R P, EL-GIED A AA, et al. Clinical relevance and antimicrobial profiling of methicillin-resistant staphylococcus aureus (MRSA) on routine antibiotics and ethanol extract of mango kernel (*Mangifera indica* L.)[J]. BioMed Research International, 2020, 2020：4150678.

［6］GÓMEZ-MALDONADO D, LOBATO-CALLEROS C, AGUIRRE-MANDUJANO E, et al. Antifungal activity of mango kernel polyphenols on mango fruit infected by anthracnose[J]. LWT - Food Science and Technology, 2020, 126：109337.

［7］BALLESTEROS-VIVAS D, ALVAREZ-RIVERA G, OCAMPO A F G, et al. Supercritical antisolvent fractionation as a tool for enhancing antiproliferative activity of mango seed kernel extracts against colon cancer cells[J]. The Journal of Supercritical Fluids, 2019, 152：104563.

［8］杨碧华. 刘凤斌教授辨治脾胃病的学术思想和临床经验探讨［D］. 广州：广州中医药大学，2019.

［9］何灿森. 杧果核汤治疗支原体肺炎40例［J］. 中国民间疗法，1999，（5）：34.

［10］吴洪升. 许尤佳教授治疗小儿内伤咳嗽中医辨证用药规律分析［D］. 广州：广州中医药大学，2019.

2.8

枇杷——枇杷核

枇　杷
（Pípa）

枇杷，又名"蜜丸""枇杷果"，原产于中国甘肃、陕西等地。现主要种植于浙江、福建和江苏。枇杷果实味道酸甜可口，还可制成罐头、蜜饯、果酒等，具有润肺、止咳、健胃、清热的功效。枇杷核也是一味中药。

枇杷核
（Pípahé）

枇杷核，为蔷薇科植物枇杷 *Eriobotrya japonica*（Thunb.）Lindl. 的种子。每年5～6月果实成熟时，鲜用，捡拾果核，晒干即得。

【化学成分】[1-3]

1. **氰苷类**　如苦杏仁苷、野樱苷等。

2. **其他类**　如黄酮、多酚、三萜类等成分。

【性味归经】味苦，性平。归肾经。

【功能主治】化痰止咳，疏肝理气。治疗咳嗽，疝气，水肿，瘰疬。

【药理作用】

抗氧化作用　枇杷核提取物所含的总黄酮、总多酚和挥发油具有显著的清除自由基的作用，可作为天然抗氧化剂，可以延缓细胞衰老[2-6]。

【用法用量】内服：煎汤，6～15 g。外用：适量，研末调敷。

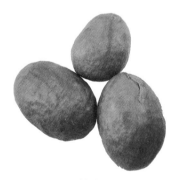

枇杷核

【临床应用】

1. **治咳嗽**[7]　枇杷花，枇杷核，川贝母，猫眼草，矮地茶，桂花，筋骨草，红花菜，天冬，黄花蒿，藕粉，樟树根，桃叶，山胡椒根，雪山一枝蒿，荜茇，铃兰，竹叶椒，野丁香，白芥。用于治疗风寒咳嗽。

2. **治疝气**　枇杷核。水煎服。出自《恩施中草药手册》。

3. **治瘰疬**　枇杷核（干）。为末，调热酒敷于患处。出自《福建中草药》。

4. **治慢性支气管炎**[8]　莱菔子，菠菜子，冬瓜子，白茄子，枇杷核。小火炒黄，研成细末服用。

 生活小妙招

1. **止咳理气润肠**　将枇杷核捣烂，用水煎取其汁，放凉后加入等量蜂蜜调匀，分次饮用。

2. **古方"枇杷膏"**　新鲜枇杷去皮去核，榨汁。枇杷叶、枇杷核（打碎）纱布包煎取其汁。两汁混合，加冰糖适量，文火熬煮成膏状，即得。此乃古方"枇杷膏"。有清热宁咳，清肺润喉，解渴和胃的功效。适用于肺热肺痿，咳嗽咯血。

参考文献

［1］TANAKA T, KIMURA K, KAN K, et al. Quantification of amygdalin, prunasin, total cyanide and free cyanide in powdered loquat seeds[J]. Food additives & contaminants. Part A, Chemistry, analysis, control, exposure & risk assessment, 2020, 37（9）: 1−7.

［2］王萍, 王宇鹤, 李辉, 等. 枇杷核不同极性萃取物总黄酮、总多酚含量与其抗氧化活性的相关性 [J]. 化学试剂, 2020, 42（9）: 1067−1072.

［3］胡漫妮. 枇杷果核中三萜类物质与多酚的分析研究 [D]. 广州: 华南理工大学, 2014.

［4］王萍, 赖普辉, 李辉, 等. 响应面法优化陕产枇杷核多酚的提取及体外抗氧化活性研究 [J]. 化学与生物工程, 2019, 36（7）: 22−28.

［5］李长虹, 秦小梅, 张璐璐, 等. 枇杷核挥发油化学成分及体外抗氧化活性研究 [J]. 华中师范大学学报（自然科学版）, 2014, 48（1）: 58−61.

［6］MURAMOTO K, QUAN R D, NAMBA T, et al. Ameliorative effects of *Eriobotrya japonica* seed extract on cellular aging in cultured rat fibroblasts[J]. Journal of Natural Medicines, 2011, 65（2）: 254−261.

［7］张祖宇. 一种治疗风寒咳嗽的中药: CN105497473A[P]. 2016−04−20.

［8］佚名. "老慢支" 食疗方 [J]. 农村新技术, 2011,（22）: 71.

2.9

山楂——山楂核

山 楂

（Shānzhā）

山楂树是我国特有的药果兼用树种，具有结果早、寿命长和耐粗放管理等优点，在山东、陕西、山西、河南、江苏、浙江、辽宁、吉林、黑龙江、内蒙古、河北多地均有分布。山楂，是山楂树的果实，可生吃或做成果脯果糕，干制后可入药，是健脾开胃、消食化滞、活血化痰的良药，对胸膈痞满、疝气、血瘀、闭经等症有很好的疗效，现代研究表明其具有降血脂、降血压、强心、抗心律不齐等作用。山楂核也是一味极有价值的中药。

山楂核

（Shānzhāhé）

山楂核为蔷薇科植物山里红 *Crataegus pinnatifida* Bunge var. *major* N. E. Br. 或山楂 *Crataegus pinnatifida* Bge. 等的种子。加工山楂或山楂糕时，收集种子，洗净，晒干。

【化学成分】[1]

1. **黄酮类**　如槲皮素、金丝桃苷等。

2. **三萜类**　如熊果酸。

3. **有机酸类**　如绿原酸、亚油酸、枸橼酸等。

4. **木脂素类**　如松脂酚、表松脂酚、南烛木糖苷等。

【性味归经】味酸、甘，性微温。归胃、肝经。

【功能主治】消食，散结，催生，杀虫，止痒。

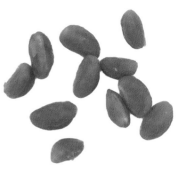

山楂核

用于食积不化，疝气，睾丸偏坠，难产，湿热下注。

【药理作用】

1. **抗动脉粥样硬化及降血脂作用**[1] 山楂核醇提取物可明显降低高脂小鼠血清总胆固醇水平，提高高密度脂蛋白水平，稳定动脉粥样硬化斑块的发生率。

2. **抑菌作用**[2] 山楂核挥发油能迅速杀灭引发霉菌性阴道炎、脚气等多种疾病的金黄色葡萄球菌、白念珠菌和真菌。

3. **抗氧化作用**[3] 山楂核提取物可调节细胞内抗氧化酶水平，具有较好的抗氧化作用。

4. **中和甲醛作用**[4] 山楂核粉具有降低脲醛胶胶合板甲醛释放量的作用。

【用法用量】内服：煎汤，3 ～ 10 g；或研末吞服。

【代表方剂】

1. **舒康洗液** 山楂核精。用于湿热下注之阴痒，带下。症见阴部瘙痒，带下量多，以及妇女霉菌性、滴虫性阴道炎见以上证候者。出自《新药转正标准》(第81册)。

2. **舒康贴膏** 山楂核精。具有活血，化瘀，止痛之功效。主治软组织闭合性急性损伤和慢性劳损。出自《中华人民共和国药典》(2020 年版)(一部)。

3. **茴香丸** 白术，茯苓，炒八角，吴茱萸，荔枝核，山楂核，橘核，枳实。具有温经导滞，理气止痛之功效。主治寒凝肝经。出自《疡医大全》(卷二十四)(清·顾世澄)。

【临床应用】

1. **治胃积持久，嘈杂吞酸，胁间积块作痛** 山楂核，沙苑子，鸡内金，建曲。以上共为细末，水送服。出自《滇南本草》(明·兰茂)。

2. **治阴肾癫肿** 橄榄核，荔枝核，山楂核。烧存性，研末，茴香汤送服。出自《本草纲目》(明·李时珍)。

3. **治难产** 山楂核，百草霜。酒送服。出自《海上名方》(宋·钱竽)。

【注意事项】气虚便溏者禁服。

 生活小妙招

保健 收集山楂核清洗干净，晾干后，可制成汽车坐垫、枕头包等用具，也可与决明子、菊花、茶叶等制成枕头，有助于降低血压，适合老年人和有颈椎、腰椎病的患者使用。

参考文献

［1］ 许洪波,任振丽,苏晓涛,等. 山楂核化学成分与药理活性研究进展［J］. 中成药,2018,40（3）:674-680.

［2］ 郑智,蒋盈盈,林芳,等. 山楂果核挥发油体内抗菌作用研究［J］. 中国消毒学杂志,2017,5（188）:26-28.

［3］ 彭颖,胡洁品,刘峰,等. 山楂核各萃取组分对 H2O2 诱导氧化损伤细胞保护作用的比较及活性组分筛选［J］. 现代食品科技,2021,37（5）:1-8,51.

［4］ 孙丰文,王宇红,陈英. 山楂核粉用作脲醛胶添加剂的研究［J］. 林业科技开发,2008,22（6）:77.

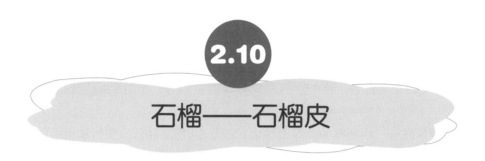

2.10

石榴——石榴皮

石 榴

（Shíliu）

石榴是人们生活中常见的水果之一,原产于波斯（今伊朗）一带,公元前二世纪引入我国。安徽怀远、四川会理、云南蒙自和山东枣庄是我国著名的四大石榴之乡。石榴可分果榴、花榴两种。果榴结果,果有酸甜之分,皆可入药;花榴以观赏为主,花色颇多,常不结果。石榴酸甜可口,富含多种氨基酸,可以养阴生津止渴,其果皮色泽鲜艳,还是一味良药。

石榴皮

（Shíliupí）

石榴皮,又名石榴壳（《雷公炮炙论》）、安石榴酸实壳（《名医别录》）、酸石榴皮（《肘后备急方》）、酸榴皮（《本草纲目》）。为石榴科植物石榴 *Punica granatum* L. 的干燥果皮。于秋季果实成熟后收集果皮,晒干保存。

【化学成分】[1, 2]

1. **黄酮类**　如木犀草素、异槲皮素、槲皮素等。

2. **鞣质**　如安石榴林、安石榴苷等。

3. **萜类**　如熊果酸、齐墩果酸等。

4. **生物碱类**　如石榴皮碱、异石榴皮碱等。

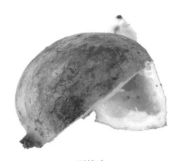

石榴皮

【性味归经】味酸、涩，性温。归大肠经。

【功能主治】具有收敛及抗菌，除虫的功效。主治久泻，久痢，便血，脱肛，崩漏，带下，虫积腹痛。

【药理作用】

1. **抗氧化作用**[3]　石榴皮水提取物可以有效预防氯仿诱导的肝损伤，其机制可能是所含的多酚类化合物通过清除氧自由基发挥抗氧化作用。

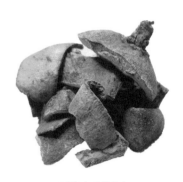

石榴皮（饮片）

2. **抗癌作用**[4]　石榴皮水提取物能够通过抑制酪氨酸酶活性来抑制黑色素细胞的增殖与黑色素的合成，从而阻止了皮肤癌的发生。石榴皮多酚提取物可分别抑制胃癌细胞、结肠癌细胞、宫颈癌细胞生长。

3. **抗病毒作用**[5]　石榴皮水提取物具有明显的直接抗生殖器疱疹病毒作用。

4. **抗菌作用**[6]　石榴皮甲醇提取液对李斯特菌、金黄色葡萄球菌、大肠杆菌、小肠结肠炎耶尔森菌、肠炎沙门菌也具有一定的抑制作用。

5. **抗炎作用**[7]　石榴皮中有效成分安石榴林、安石榴苷、石榴皮亭 B、小木麻黄素 A，可通过减少一氧化氮和前列腺素 E_2 的生成来抑制促炎性蛋白的表达。

6. **减脂作用**[8]　石榴皮水提取物中所含的多酚对 α- 淀粉酶、α- 葡萄糖苷酶及脂肪酸合成酶具有体外抑制作用，可抑制脂肪细胞增殖和分化。

7. **收敛、止血作用**[9]　石榴皮所含的鞣质能沉淀或凝固局部的蛋白质，能在表面形成较为致密的保护层，有助于局部创面愈合或保护局部免受刺激。

8. **驱虫作用**[9]　石榴皮提取物对氯喹敏感的 D_{10} 疟原虫以及对氯喹耐药的 W_2 疟原虫有较好的驱虫效果，其机制为使寄生虫的肌肉处于持续收缩状态，达到驱虫之效。

【用法用量】内服：煎汤，3 ～ 10 g；或入丸、散。外用：适量，研末撒或调敷；或煎汤熏洗。

【代表方剂】

1. **白连止痢胶囊**　石榴皮，白头翁，木香，盐酸小檗碱。具有清热燥湿，涩肠止泻之功效。用于痢疾，肠炎，属于大肠湿热证者。出自《国家中成药标准汇编》（内科脾胃分册）。

2. **五味清浊丸**　石榴皮，红花，豆蔻，肉桂，荜茇。具有开郁消食，暖胃的功效。用于食欲不振，消化不良，胃脘冷痛，满闷嗳气，腹胀泄泻。出自《国家中成药标准汇编》（内科脾胃分册）。

3. **石黄抗菌胶囊**　石榴皮干膏粉，黄芩干膏粉，地榆干膏粉，黄芩。主抗菌消炎。用于扁桃体炎，上呼吸道感染，尿路感染，细菌性痢疾。出自《新药转正标准》（第80册）。

4. **醋石榴饮子**　醋石榴皮，生姜，青州枣，黑豆。主治中风不得语。出自《太平圣惠方》（卷十九）（宋·王怀隐等）。

5. **榴附饮**　醋石榴皮，香附。主治产后泻。出自《朱氏集验方》（卷十）（宋·朱佐）。

【临床应用】

1. **治粪前有血，令人面黄**　石榴皮，茄蒂。煎汤服。出自《备急千金要方》（唐·孙思邈）。

2. **治丁肿恶毒**　石榴皮。敷疮上。出自《肘后备急方》（晋·葛洪）。

3. **治脱肛**　石榴皮，陈壁土，白矾，五倍子。敷脱肛上。出自《医钞类编》（清·翁藻）。

4. **治妊娠暴下不止，腹痛**　石榴皮，当归，阿胶，熟艾。水煎，分三服。出自《产经方》（佚名）。

5. **治急性细菌性痢疾**[10]　干石榴皮。加水煎服，日一剂。

6. **治溃疡性结肠炎**[11]　石榴皮，青霉素，链霉素。每晚睡前保留灌肠一次。

7. **治肛管直肠脱垂**[12]　石榴皮，五倍子，明矾。水煎熏洗。

8. **治烧伤**[13]　石榴皮。水煎，纱布块用药液浸湿贴于患处。

9. **治臁疮**[14]　石榴皮，五倍子，枯矾，儿茶，鸡内金，青黛，冰片。研末，撒于疮面。

10. **治疗足癣感染**[15]　石榴皮，黄柏，儿茶，鲜马齿苋，土茯苓，蛇床子，枯矾。加水煮沸，浸泡患足。

11. **治疗蛲虫病**[16]　石榴皮。加水煮开，并食醋熏洗肛门，每晚睡前一次。

12. **治疗化脓性中耳炎**[17]　干石榴皮，冰片。研末，吹入耳内。

生活小妙招

　　驱蛔虫、治腹泻　新鲜石榴皮放入水中炖煮，煮开的石榴水就可以饮用了。可预防和缓解腹泻，还能驱蛔虫。

参考文献

［1］陈建雯，杨剑兵，吴双凤，等. 石榴皮中化学成分及其生物学活性研究进展 [J]. 化工设计通讯，2019，45（7）：144-145.

［2］陈鹏，周本宏. 石榴皮多酚类成分——安石榴林的研究进展 [J]. 中国药师，2017，20（4）：720-724.

［3］MURTHY K N C, JAYAPRAKASHA G K, SINGH R P. Studies on antioxidant activity of pomegranate（*Punica guanatum*）peel extract using *in vivo* models[J]. Journal of Agricultural and Food Chemistry, 2002, 50（17）：4791-4795.

［4］YOSHIMURA M, WATANABE Y, KASAI K, et al. Inhibitory effect of an ellagic acid-rich pomegranate extract on tyrosinase activity and ultraviolet-induced pigmentation[J]. Bioscience, Biotechnology, and Biochemistry, 2005, 69（12）：2368-2373.

［5］张杰，詹炳炎，姚学军，等. 中药石榴皮鞣质成分抗生殖器疱疹病毒作用 [J]. 中国中药杂志，1995，20（9）：556-558，576-577.

［6］AL -ZOREKY N S. Antimicrobial activity of pomegranate（*Punica granatum* L.）fruit peels[J]. International Journal of Food Microbiology, 2009, 134（15）：244-248.

［7］LEE S I, KIM B S, KIM K S, et al. Immune-suppressive activity of punicalagin via inhibition of NFAT activation[J]. Biochemical and Biophysical Research Communications, 2008, 371（4）：799-803.

［8］王周. 石榴皮总多酚提取及减脂作用研究 [D]. 成都：西华大学，2016.

［9］杨丽平，杨永红. 石榴皮的研究进展 [J]. 云南中医中药杂志，2004，25（3）：45-47.

［10］佚名. 石榴（果）皮治疗急性细菌性痢疾 72 例疗效观察 [J]. 新医药学杂志，1973，（7）：12-14.

［11］蒋士根. 中药治疗溃疡性结肠炎 41 例 [J]. 陕西中医，1994，15（3）：126.

［12］滕友荣. 提肛汤治疗直肠脱垂 30 例 [J]. 四川中医，1998，（9）：36.

［13］巩艳. 石榴皮治疗烧伤 [J]. 辽宁中医杂志，1993，（12）：35.

［14］赵计轩. 疮疡外洗方治疗臁疮气虚血瘀型的临床观察 [D]. 郑州：河南中医药大学，2017.

［15］陆海莲，徐学武. 儿茶齿苋汤外洗治疗足癣感染 204 例——附西药对照组 120 例 [J]. 辽宁中医杂志，1991，（11）：25.

［16］庞河. 红石榴皮治疗蛲虫病 [J]. 新医药学杂志，1979，（2）：34.

［17］陈从民. 石榴皮治疗化脓性中耳炎 [J]. 山东医药，1966，（6）：49.

2.11

柿子——柿子皮、柿蒂

柿 子

（Shìzi）

柿子，原产于东亚。在我国已有 3 000 多年的栽培历史，主要分布于我国辽宁、河北、山西、陕西、甘肃、台湾等地。通常在每年霜降至立冬采摘，经脱涩红熟后才能食用。药性甘、涩，凉。归心、肺、大肠经，具有清热、润肺、生津的功效，主治咳嗽、吐血等病症。此外，吃柿子丢掉的柿子皮和柿蒂也是中药。

柿子皮

（Shìzipí）

柿子皮，即柿皮，为柿科植物柿 *Diospyros kaki* Thunb. 的外果皮。每年摘取果实时，削取外果皮，鲜用。

【化学成分】[1]

1. **萜类**　如齐墩果酸、熊果酸、类胡萝卜素等。

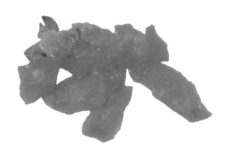

柿子皮

2. **有机酸**　如棕榈酸、肉豆蔻酸等。

3. **甾体类**　如 24- 丙基 -3β- 羟基 - 胆甾 -5- 烯、β- 谷甾醇等。

4. **香豆素类**　如东莨菪碱等。

5. **其他**　如总多酚、还原糖和可溶性糖等。

【性味归经】味甘、涩，性寒。归心、肺、大肠经。

【功能主治】清热解毒。主治疔疮，无名肿毒。

【药理作用】

1. **抗氧化作用**[2,3]　柿子皮具有较强的抗氧化作用,抗氧化活性主要来自其中含有的类胡萝卜素和多酚类化合物。

2. **杀菌作用**[4]　硫酸盐还原菌对皮肤有刺激性,可诱发皮肤溃疡,长期接触会引起肉瘤、扁平上皮癌等疾病,柿子皮水提取物对硫酸盐还原菌有较好的杀菌作用。

【用法用量】内服:鲜品,煎汤,适量。外用:鲜品,贴敷。

【代表方剂】黑云散　炒五倍子,百药煎,生胡桃皮,石榴皮,诃子肉,青木瓜皮,青柿子皮,何首乌,炒黑猪牙皂角,青矾,细辛,水银。主治须发白。出自《证治准绳·类方》(卷八)(明·王肯堂)。

【临床应用】

1. **消肿止痛**[5]　鲜柿子皮。敷于患处。

2. **治呃逆、尿频和血尿**[6]　鲜柿子皮。煎汤内服。

 生活小妙招

新鲜柿子皮清洗干净后晒干,开水冲泡,代茶饮。

1. **明目**　柿子皮中含有丰富的胡萝卜素,胡萝卜素在体内可转换成维生素A,可以明目。

2. **解酒**　柿子皮可以促进血液中的乙醇氧化,帮助乙醇排出,减少乙醇对人体的伤害,有解酒的作用。

柿　蒂

（Shìdì）

柿蒂,为柿科植物柿的干燥宿萼。冬季果实成熟时采摘,食用时收集,洗净,晒干。

【化学成分】[7]

1. **三萜类**　如齐墩果酸、白桦脂酸、熊果酸等。

2. **有机酸**　如硬脂酸、棕榈酸、琥珀酸等。

3. **甾醇类**　如 β- 谷甾醇、β- 谷甾醇葡萄糖苷等。

4. **黄酮类**　如三叶豆苷、金丝桃苷、山奈酚等。

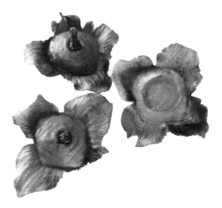

柿蒂

【性味归经】味苦、涩，性平。归胃经。

【功能主治】具有降逆下气之功效。主治呃逆，噫气，反胃。

【药理作用】

1. **治疗顽固性呃逆**[8]　柿蒂中的成分可通过作用于重组人 B 淋巴细胞瘤 -2 基因相关蛋白 A1、Toll 样受体等关键靶点，发挥治疗各种疾病引起的顽固性呃逆的作用。

2. **抗心律失常作用**[9]　柿蒂提取物能显著对抗氯仿诱发的心室颤动及乌头碱、氯化钡、哇巴因所致大鼠和豚鼠的心律失常。

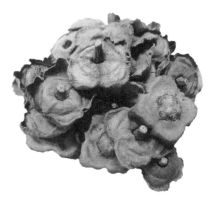

柿蒂（饮片）

3. **镇静作用**[9]　柿蒂提取物可使小鼠自发活动明显减少，增强阈下剂量戊巴妥钠的催眠作用，延长其睡眠时间，并明显拮抗吗啡引起的小鼠竖尾反应。

4. **抗生育作用**[10]　在家兔抗生育筛选中，证实柿蒂醇提取物的避孕率为 50%，粉针剂避孕率为 80%。

【用法用量】内服：煎汤，5 ～ 10 g；或入散剂。外用：适量，研末撒。

【代表方剂】

1. **痔疮栓**　柿蒂，大黄，冰片，芒硝，炒田螺壳，炭橄榄核。具有清热通便，止血，消肿止痛，收敛固脱之功效。出自《中华人民共和国卫生部药品标准中药成方制剂》(第四册)。

2. **丁香散**　丁香，柿蒂，高良姜，炙甘草。具有降逆，温寒恶逆，温中散寒之功效。出自《古今医统大全》(明·徐春甫)。

3. **反胃降逆丹**　柿蒂，红豆蔻，人参，干姜，川附子，砂仁，炙厚朴，橘皮，肉桂，丁香。具有舒气降逆，安胃止吐之功效。主治气逆胸满，食管狭窄，噎膈反胃，朝食暮吐。出自《北京市中药成方选集》(人民卫生出版社)。

【临床应用】

1. **治呃逆**　柿蒂，丁香，人参。为末水煎，餐后服。出自《洁古家珍》(金·张元素)。

2. **治呃逆不止**　柿蒂。为末，加黄酒和姜汁炖服。出自《村居救急方》(清·魏祖清)。

3. **治伤寒呕哕不止**　柿蒂，白梅。水煎去渣温服。出自《圣济总录》(宋·太医院)。

4. **治胸满咳逆不止**　柿蒂，丁香，生姜。水煎去渣热服。出自《严氏济生方》

（南宋・严用和）。

5. **治血淋**　柿蒂。为末，米汤调服。《奇效良方》(明・董宿)。

6. **治百日咳**[11]　柿蒂，乌梅，白糖。水煎，分服。

参考文献

[1]　任飞. 柿子皮化学成分及抗氧化活性研究 [D]. 杨凌: 西北农林科技大学, 2011.

[2]　贾贵东, 杨建雄, 王芳, 等. 柿子皮提取物的抗氧化活性 [J]. 食品科学, 2011, 32 (5): 45-49.

[3]　赵丰丽, 李秋临, 谌玉芬. 柿子皮类胡萝卜素的超声提取及抗氧化活性的研究 [J]. 食品与发酵工业, 2008, 34 (8): 183-187.

[4]　陈刚, 高起龙, 马丰云, 等. 柿子皮提取物缓蚀及抑制油田微生物作用研究 [J]. 石油与天然气化工, 2013, 42 (5): 515-519.

[5]　伍永仁. 果皮的药用价值 [J]. 福建农业, 2007, (8): 37.

[6]　佚名. 果皮果壳的药用 [J]. 政工学刊, 1994, (1): 46-47.

[7]　张晓凯. 柿蒂活性成分的研究 [D]. 武汉: 湖北中医学院, 2008.

[8]　刘方, 陈宽, 段灿灿, 等. 基于整合网络分析柿蒂治疗顽固性呃逆的药效物质基础及作用机制 [J]. 中药材, 2019, 42 (9): 2133-2141.

[9]　杜广门, 尚建华, 马孝本. 柿蒂的抗心律失常作用和镇静作用的研究 [J]. 中成药研究, 1987, (3): 28-29.

[10]　戴德英, 钟以. 中医药和避孕、抗生育 [J]. 上海中医药杂志, 1981, (5): 3-6, 43.

[11]　田栓磊. 柿蒂煮水治咳嗽 [J]. 家庭医药 (快乐养生), 2014, (1): 48.

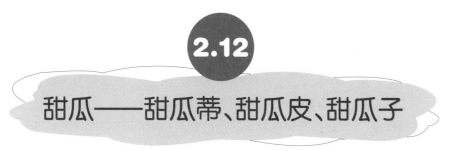

甜　瓜
(Tiánguā)

甜瓜，又名甘瓜（《名医别录》）、香瓜（《滇南本草》）、果瓜（《本草纲目》）、熟瓜（《本草从新》）等，葫芦科一年生蔓性草本植物。果实为常见水果，在我国栽培历史悠久，分布广泛，品种繁多，果实形状、色泽、大小和味道也因品种而异。《食疗本草》记载其功效为"止渴，益气除烦热，利小便，通三焦间壅塞气"。吃完甜瓜，丢弃的甜瓜蒂、甜瓜皮及甜瓜子各有妙用。

甜瓜蒂

（Tiánguādì）

甜瓜蒂，又名瓜蒂（《神农本草经》）、瓜丁（《备急千金要方》）、苦丁香（《宝庆本草折衷》），为葫芦科植物甜瓜 *Cucumis melo* L. 的干燥果柄。于采摘果实时，取果柄，鲜用或晒干用。

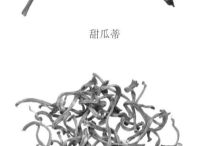

甜瓜蒂

【化学成分】

1. **四环三萜类**　如葫芦素 B、葫芦素 D、葫芦素 E、异葫芦素 B 等。

2. **甾醇类**　如 α- 菠菜甾醇等。

3. **其他类**[1]　如（6S, 9S）6- 羟基 -3- 酮 -α- 紫罗兰醇 -9-O-β-D- 葡萄糖苷、β-D- 葡萄糖乙苷等。

【性味归经】味苦，性寒，有毒。归心、脾经。

【功能主治】退黄疸，抗肝炎，抗癌。用于食积腹胀，湿热黄疸，咽喉肿痛，癫痫。

甜瓜蒂（饮片）

【药理作用】

1. **抗肝炎作用**[2]　甜瓜蒂水提取物口服和皮下给药，能够修复大鼠损伤的肝细胞。体外试验表明，其可抑制苯在大鼠肝微粒体中的代谢，抑制致癌物质形成。

2. **抗癌作用**[3]　甜瓜蒂提取物中的葫芦素 B、葫芦素 D 对 Walker-256 癌细胞、Lewis 肺癌细胞、慢性淋巴细胞白血病和淋巴肉瘤患者的淋巴细胞具有较强的抑制作用。

3. **提升机体免疫功能作用**[4]　甜瓜蒂水提取物可改善外周血淋巴细胞数量、结核菌素试验阳性率及淋巴细胞转化率，从而明显提高细胞免疫功能。

4. **胃肠道刺激作用**[5]　甜瓜蒂水提取物能刺激胃黏膜的感觉神经，反射性地兴奋呕吐中枢，引起呕吐。

5. **保肝作用**[6]　甜瓜蒂中含有的葫芦素 B、葫芦素 E 具有显著的抗肝损伤和促进抗体生成作用，对防治肝硬化有一定效果。

【**用法用量**】内服：0.6～3 g，研末。外用：吹鼻。

【**代表方剂**】

1. **苍辛气雾剂** 苍耳子，辛夷，细辛，白芷，黄连，甜瓜蒂。具有疏风散寒，通窍之功效。用于风邪上扰所致的鼻塞、鼻痒、喷嚏，过敏性鼻炎、急慢性鼻炎见上述症状者。出自《国家中成药标准汇编》（眼科耳鼻喉科皮肤科分册）。

2. **鼻塞通滴鼻液** 甜瓜蒂，羟苯乙酯。用于急性鼻炎、慢性单纯性鼻炎所致的鼻塞、流涕。出自《新药转正标准》（第 37 册）。

3. **独效苦丁香散** 甜瓜蒂。具有调气，疏滞之功效。主治惊忧之极，痰犯心包，忽患心疾，癫狂不止。方出《永类钤方》（卷十三）（元·李仲南）。

4. **瓜蒂二陈汤** 甜瓜蒂，姜半夏，橘红。具有涌吐痰涎之功效。主治痰症类伤寒。出自《重订通俗伤寒论》（清·俞根初）。

【**临床应用**】

1. **治风涎暴作，气塞倒卧** 甜瓜蒂。为细末，水送服。出自《本草衍义》（宋·寇宗奭）。

2. **治中风失音闷乱，口眼斜，牙关紧闭** 防风，甜瓜蒂，藜芦。水煎服。出自《儒门事亲》（金·张从正）。

3. **治桂枝证** 甜瓜蒂，赤小豆。煮糜，去渣，温服。《伤寒论》（汉·张仲景）。

4. **治风痛，缠喉风，咳嗽，遍身风疹** 甜瓜蒂，麝香。细碾为末，温水调下。出自《经验后方》（佚名）。

5. **治太阳中暍，身热疼重，而脉微弱，诸黄** 甜瓜蒂。水煎去渣，顿服。出自《金匮要略》（汉·张仲景）。

6. **治热病毒热，急喘不绝** 甜瓜蒂。水煎至五分，去渣，温服。出自《太平圣惠方》（宋·王怀隐等）。

7. **治头中寒湿，头痛鼻塞而烦者** 甜瓜蒂。为细末，口含水，入鼻中，出黄水则愈。出自《类证活人书》（宋·朱肱）。

8. **治小儿咸齁喘** 甜瓜蒂。研细粉，冷水调，待澄清后服。出自《疑难急症简方》（清·罗越峰）。

9. **治牙齿痛** 甜瓜蒂。炒黄研散，以麝香和，病牙处咬之。出自《圣济总录》（宋·太医院）。

10. **治鼻息肉、鼻痔等** 甜瓜蒂，明矾，雄黄，细辛。为末和丸，绵包塞鼻中。出自《普济方》（明·朱橚等）。

11. **治耳重** 甜瓜蒂，麝香，地龙，地丁草。捣为散，掺耳内。出自《圣济总录》（宋·太医院）。

12. **治疟** 甜瓜蒂。捣，水渍服之。出自《备急千金要方》（唐·孙思邈）。

13. **治诸痔** 甜瓜蒂，密陀僧，朱砂，冰片。为末，调敷。出自《古今医统大全》（明·徐春甫）。

14. **治急性黄疸型传染性肝炎**[7] 5%甜瓜蒂水浸出液，餐后口服。

15. **治原发性肝癌**[8] 从甜瓜蒂中提取葫芦素，制成葫芦素片，口服。

16. **治慢性鼻炎**[9] 甜瓜蒂，黄连，冰片。共研细末，制成鼻炎散，吹入。

甜瓜皮

（Tiánguāpí）

甜瓜皮为葫芦科植物甜瓜的果皮。食用时，刨取果皮，晒干或鲜用。

【化学成分】主要含甜瓜皮多酚、甜瓜皮蛋白等[10]。

【性味归经】味甘、微苦，性寒。归肺、心、肾经。

【功能主治】清暑热，解烦渴。主治暑热烦渴，牙痛。

【药理作用】

抗氧化作用[10] 甜瓜皮多酚可作为天然抗氧化剂应用于食品加工及肉制品的保鲜过程。

【用法用量】内服：煎汤，3～9g。外用：泡水漱口。

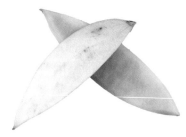

甜瓜皮

【临床应用】

1. **治热，去烦渴** 甜瓜皮，水煎或做羹。出自《食医心镜》（唐·昝殷）。

2. **止牙疼** 甜瓜皮泡水饮。出自《滇南本草》（明·兰茂）。

3. **治淋证** 甜瓜皮，甘草。水煎服。出自《晋唐名医方选》（日·喜多村直宽）。

4. **治慢性鼻炎**[11] 干甜瓜皮。碾成粉，涂患处。

5. **治口腔溃疡**[12] 干甜瓜皮。研末，涂溃疡处。

甜瓜子

（Tiánguāzǐ）

甜瓜子，又名甘瓜子（《名医别录》）、甜瓜仁、甜瓜瓣（《本经逢原》），为葫芦科植物甜瓜的干燥成熟种子。夏、秋二季果实成熟时收取，除去杂质，洗净，阴干。

【化学成分】[13]

1. **维生素类** 如维生素 C、胡萝卜素等。

2. **蛋白质类** 如结晶性球蛋白、谷蛋白等。

3. **脂肪酸** 如亚油酸、油酸、棕榈酸等。

【性味归经】味甘，性寒。归肺、胃、大肠经。

【功能主治】利尿，驱虫，清肺润肠。用于肺脓疡，腹内结聚，慢性支气管炎，大便不畅，肺热咳嗽，阑尾炎等。

【药理作用】

1. **利尿作用** 甜瓜子含有尿素酶抑制剂、胰蛋白酶抑制剂，具有利尿作用。

2. **驱虫作用**[14] 体外试验表明，甜瓜子对蛔虫和绦虫具有杀灭作用。

【用法用量】内服：煎汤，10～15 g；或研末，3～6 g。

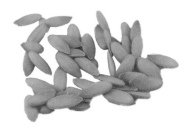

甜瓜子

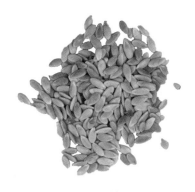

甜瓜子（饮片）

【代表方剂】

1. **接骨丸** 甜瓜子，土鳖虫，地龙，桂枝，郁金，骨碎补，续断，自然铜，马钱子粉。具有接骨续筋之功效。主治筋骨损伤后，肿痛减轻，筋骨已为手法理顺或接正者。出自《中华人民共和国卫生部药品标准中药成方制剂》（第一册）。

2. **跌打丸** 三七，当归，白芍，赤芍，桃仁，红花，血竭，北刘寄奴，烫骨碎补，续断，苏木，牡丹皮，制乳香，制没药，姜黄，醋三棱，防风，甜瓜子，炒枳实，桔梗，甘草，木通，煅自然铜，土鳖虫。具有活血散瘀，消肿止痛之功效。主治跌打损伤，筋断骨折，瘀血肿痛，闪腰岔气。出自《中华人民共和国药典》（2020 年版）（一部）。

3. **罗补甫克比日丸** 牛鞭，肉桂，洋葱子，花椒，甜瓜子，细辛，莳萝子，紫茉莉根，干姜片，芝麻菜子，荜茇，苘蓿子，丁香，胡萝卜子，巴旦仁，韭菜子，蒺藜，棉子，肉豆蔻衣，西红花，肉豆蔻，高良姜，奶桃，芜菁子，芝麻，黄瓜子，大叶补血草，木香，白皮松子。具有温补脑肾，益心填精之功效。出自《中华人民共和国卫生部药品标准：维吾尔药分册》。

【临床应用】

1. **治肺水肿、渗出性胸膜炎** 冬瓜子，甜瓜子。煮茶代饮。出自《施今墨对药》（现代·吕景山）。

2. **治心烦口渴**　甜瓜子，麦冬，天花粉。水煎服。出自《青岛中草药手册》。

3. **治肠痈、肺痈**　甜瓜子，白糖。研细冲服。出自《食物中药与便方》(现代·叶橘泉)。

4. **治小腹肿痛、小便淋及便秘**　甜瓜子，炒当归，蛇蜕皮。研末，餐前服。出自《太平圣惠方》(宋·王怀隐等)。

5. **治口臭**　甜瓜子。研末和蜜为丸，含服。出自《备急千金要方》(唐·孙思邈)。

6. **治风湿腰脚痛**　炒甜瓜子，干木瓜，威灵仙，川乌头。研末和酒为丸，温酒送服。出自《重订瑞竹堂经验方》(元·萨谦斋)。

7. **治跌打伤损痛**　甜瓜子，橘核。捣细为散，日三服。《太平圣惠方》(宋·王怀隐等)。

参考文献

[1] 陈卫军，孙艳，苑振宽，等. 甜瓜蒂化学成分的分离与鉴定[J]. 沈阳药科大学学报，2014，31(5)：351-354.

[2] 史汉华. 甜瓜蒂注射液的药理实验[J]. 中国医院药学杂志，1985，5(7)：29-31.

[3] 唐岚，赵亚，单海峰，等. 甜瓜蒂中葫芦素类成分分离及体外抗癌活性研究[J]. 浙江工业大学学报，2012，40(4)：388-391，449.

[4] 杨天权，石蕴玉. 中草药的免疫作用及其临床意义[J]. 基层医刊，1982，(4)：22-24.

[5] 吕瑞秀，刘秀丽，孙德发. 瓜蒂散快速催吐的研究及临床应用[J]. 中华护理杂志，1994，39(3)：133-135.

[6] 胡润生，彭源贵. 治疗慢性肝炎药——甜瓜蒂[Z]. 湖南省，湖南医药工业研究所，2006-01-01.

[7] 佚名. 中药瓜蒂治疗传染性肝炎103例观察[J]. 上海中医药杂志，1959，(7)：42.

[8] 邱菊坪. 甜瓜蒂制剂的药理和临床应用[J]. 广州医药，1979，(3)：41-43，48.

[9] 辛夷. 疗鼻五法，简而有效[J]. 中华养生保健，2009，(3)：1.

[10] 林娟，韩玲，陈颖予，等. 甜瓜皮多酚的提取及其对牛肉保鲜效果的影响[J]. 食品与发酵工业，2021，47(14)：168-175.

[11] 陈怀铸. 治疗鼻炎简法四则[J]. 农技服务，2002，(3)：49.

[12] 李美春. 瓜皮果皮皆为药[J]. 药膳食疗，2003，(3)：38-39.

[13] 李盈，翟铁红，马秀君. 甜瓜子的药学研究进展[J]. 内蒙古中医药，2009，28(11)：72.

[14] 徐叔云. 甜瓜子驱虫作用的研究[J]. 上海中医药杂志，1958，(3)：22.

2.13

西瓜——西瓜皮、西瓜子壳、西瓜子仁

西 瓜

（Xīguā）

　　西瓜，又名寒瓜，为葫芦科西瓜属植物，原产于非洲，逐渐从地中海沿岸传至北欧，而后南下进入中东、印度多地，四五世纪时，由西域传入中国，所以称为西瓜。炎炎夏日，吃上一口甜甜的冰镇西瓜，不但是味觉的享受，更有解暑消渴的作用。我们食用完西瓜，剩下的西瓜皮、西瓜子千万别当作湿垃圾扔了，这些都是有用的中药。

西瓜皮

（Xīguāpí）

　　西瓜皮，又名西瓜青、西瓜翠皮，为葫芦科植物西瓜 *Citrullus lanatus*（Thunb.）Matsum.et Nakai 的外层果皮。每年 7 ～ 8 月采摘西瓜时，收集西瓜皮，削去内层柔软部分，晒干，装罐保存；亦可鲜用。

　　【化学成分】[1]

　　1. **氨基酸类**　如谷氨酸、赖氨酸、瓜氨酸等。

　　2. **维生素类**　如维生素 C、胡萝卜素等。

　　【性味归经】味甘，性凉。归心、胃、膀胱经。

　　【功能主治】清热解暑，生津止渴，利尿。用于暑热烦渴，小便不利，口舌生疮。

　　【药理作用】

　　1. **抗糖尿病作用**[1]　西瓜皮中所含的营养成分瓜氨酸具有提高免疫系统功能、平衡血糖水平的作用，

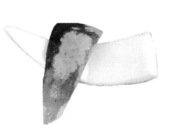

西瓜皮

通过增加组织对胰岛素的敏感性,改善代谢,减轻胰岛素抵抗等,发挥降糖作用。

2. **利尿作用**[2]　西瓜皮中含有丰富的钾和精氨酸,具有较强利尿作用。

【**用法用量**】内服:12～25 g;或鲜瓜皮刮汁服用。外用:适量,烧存性研末敷。

【**代表方剂**】

1. **瓜皮赤豆汤**　冬瓜皮,西瓜皮,白茅根,玉米须,赤小豆。具有利水,消肿之功效。主治小儿急性肾炎所致的小便不利、全身水肿。出自《现代实用中药》(现代·叶橘泉)。

2. **葫芦双皮汤**　葫芦壳,冬瓜皮,西瓜皮,大枣。具有健脾利湿,消肿之功效。主治慢性肾炎。出自《民间方》。

3. **清暑益气汤**　西瓜皮,西洋参,石斛,麦冬,黄连,竹叶,荷花梗,知母,甘草,粳米。功效为清暑益气,养阴生津。主治夏天暑热感冒,疲倦乏力,汗出口渴。出自《温热经纬》(清·王孟英)。

【**临床应用**】

1. **治肾炎,水肿**　干西瓜皮,白茅根。水煎服。出自《现代实用中药》(现代·叶橘泉)。

2. **治咽喉干燥,口唇燥裂**　西瓜皮。水煎服。出自《吉林中草药》(吉林人民出版社)。

3. **治心热燥,口舌生疮**　西瓜皮,炒栀子,赤芍,黄连,甘草。水煎服。出自《安徽中草药》。

4. **治糖尿病之口渴、尿浊**　西瓜皮,冬瓜皮,天花粉。水煎服。出自《食物中药与便方》(现代·叶橘泉)。

5. **治坐板疮**　西瓜皮。晒干,研末服。出自《种福堂公选良方》(清·叶天士)。

6. **美白作用**[3]　鲜西瓜皮。敷脸,有滋润皮肤、淡化痘印及斑点的功效。

7. **缓解风火牙痛**[4]　干西瓜皮,冰片。研末敷于患处。

8. **健脾消暑**[4]　鲜西瓜皮,大枣。煎茶饮。

9. **治高血压**[5]　鲜西瓜皮(去硬皮)。浸泡于食醋中,每天服一次。

10. **祛痱**[6]　鲜西瓜皮,洗净捣汁,涂抹身上;或鲜西瓜皮,六一散。代水饮服。

🔧 **生活小妙招**

1. **祛痱**　西瓜皮洗干净,用西瓜的白色部分轻擦患处,感觉到凉爽舒适即可。每天三次,一般两天后即可见效。

2. **缓解牙痛**　西瓜皮晒干,加少许冰片,擦于牙痛处,能缓解疼痛。

3. **治口腔溃疡** 西瓜皮烤焦研磨，含在口中，可治口舌生疮。

4. **晒后修复** 将西瓜皮切成薄片，敷在晒伤皮肤处。晒伤严重的话，可以先将西瓜皮放进冰箱冷藏室一段时间后，再冰敷。坚持一周左右，治疗晒伤效果明显。

5. **防中暑** 将西瓜皮洗净后切下薄绿皮，加水煎煮30分钟，去渣，加适量白糖或冰糖，凉后饮用可预防中暑。当孩子遭遇中暑时，可用西瓜皮为孩子擦身，加速体温下降。

6. **治便秘** 将西瓜硬皮打成汁，可以考虑加些蜂蜜，通便效果很好。但阳虚、气血虚的人群慎用，可能会导致腹泻。

西瓜子壳
（Xīguāzǐké）

西瓜子壳，为葫芦科西瓜属植物西瓜的种皮。剥取种仁时收集，晒干。

【**化学成分**】西瓜子壳中富含绿原酸（别名氯原酸）[7]。

【**性味归经**】味淡，性平。归胃、大肠经。

【**功能主治**】治吐血，肠风下血。

【**用法用量**】内服：煎汤，60～90 g。

【**临床应用**】

1. **治肠风下血** 西瓜子壳，地榆，白薇，蒲黄，桑白皮。煎汤服。出自《本草纲目拾遗》（清·赵学敏）。

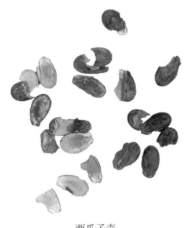
西瓜子壳

2. **治肠红** 炒地榆，白薇，炒蒲黄，桑白皮，煎汤服。出自《本草纲目拾遗》（清·赵学敏）。

西瓜子仁
（Xīguāzǐrén）

西瓜子仁，为葫芦科西瓜属植物西瓜的种仁。6～8月食用西瓜时，收集瓜子，晒干，去壳取仁用。

【化学成分】[8]

1. **酶类** 如尿素酶、α- 半乳糖苷酶、β- 半乳糖苷酶等。

2. **维生素** 如维生素 B_2 等。

3. **磷脂类** 如磷脂酰胆碱、磷脂酰乙醇胺等。

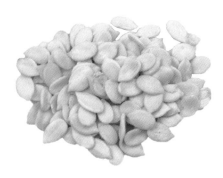

西瓜子仁

【性味归经】味甘,性平。归肺、大肠经。

【功能主治】具有清肺化痰,和中润肠之功效。主治久嗽,咯血,便秘等。

【用法用量】内服:煎汤,9 ~ 15 g;或生食或炒熟。

【临床应用】

1. **使容光焕发** 西瓜子仁,桃花,白杨柳皮。为末,米汤调服。出自《验方新编》(清·鲍相璈)。

2. **治咳嗽**[9] 西瓜子仁。冰糖研末服。

参考文献

[1] 黄旭龙,郝俊杰,徐锋,等.基于网络药理学预测西瓜皮营养成分防治糖尿病作用机制的研究 [J]. 世界科学技术 - 中医药现代化,2019,21(6):1216-1226.

[2] 李华安,时元林.西瓜皮提取物的成分及其药用价值 [J]. 泰山医学院学报,1990,(1):23-25.

[3] 吴凯.西瓜皮功效多 [J]. 农家书屋,2018,(8):63.

[4] 佚名.西瓜皮是保健良药 [J]. 人人健康,2015,(15):42.

[5] 陆雪.醋泡西瓜皮降血压 [J]. 老年教育(长者家园),2016,(9):57.

[6] 任万杰.把西瓜皮当药用 [J]. 黄河 黄土 黄种人,2018,(8):1.

[7] 赖海涛,苏国成,庄圳婷.瓜子壳中氯原酸的提取工艺研究 [J]. 化学工程与装备,2012,(5):16-18.

[8] 许益民,陈建伟.核桃仁和西瓜子仁中磷脂成分的分析 [J]. 营养学报,1992,14(2):203-209.

[9] 许怡.对付咳嗽妙法多多 [J]. 绿叶,2003,(3):34.

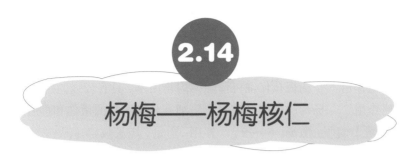

杨 梅
（Yángméi）

杨梅，又名机子、圣生梅、白蒂梅，是我国特有的常绿乔木，原产于浙江余姚，余姚境内发掘新石器时代的河姆渡遗址时发现杨梅属花粉，证明在 7 000 多年以前，该地区就有杨梅生长，余姚杨梅时至今日仍是杨梅之上品。杨梅属有 50 多个种，中国已知的有杨梅、毛杨梅、青杨梅和矮杨梅等，以杨梅为主，在我国的华东地区以及湖南、广东、广西、贵州等地区均有栽培。望梅止渴、青梅煮酒等成语表明早在东汉时期，杨梅便具有很高的药用和食用价值。那么吃完了杨梅，它的核仁是不是就当作湿垃圾处理了呢？不不不，杨梅核仁还是一味有用的中药呢！

杨梅核仁
（Yángméihérén）

杨梅核仁，为杨梅科杨梅属植物杨梅 *Myrica rubra*（Lour.）sieb. et Zucc. 的种仁。食用杨梅果实时，留下核仁，鲜用或晒干。杨梅生长于低山丘陵向阳山坡或山谷中，资源分布于江苏、浙江、江西、福建、台湾、湖南、广东、广西、四川、贵州、云南多地。

【化学成分】主要为油酸、亚油酸等不饱和脂肪酸[1]。

【性味归经】味辛、苦，性微温。归肺、脾经。

【功能主治】利水消肿，敛疮。主治脚癣（俗称脚气），牙疳。

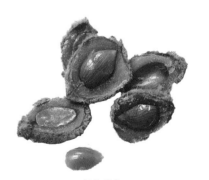

杨梅核仁

【药理作用】

1. 降血脂作用[2]　杨梅核仁油可显著降低小鼠的甘油三酯和总胆固醇水平，升高高密度脂蛋白胆固醇水平。

2. 抗氧化作用[2]　杨梅核仁油可清除体内自由基，具有较强的抗氧化作用。

3. 抗癌作用[3]　杨梅核仁提取液对胃癌细胞具有明显的杀伤和抑制作用。

【用法用量】内服：煎汤，6～9 g。外用：适量，烧灰敷。

【临床应用】

治牙疳　杨梅核，烧灰，涂敷。出自《江西草药》。

生活小妙招

祛脚癣　杨梅核碾碎，锅中炖煮10分钟，水色变深即可，到温度适宜时泡脚。

参考文献

［1］陈健初，徐斐燕，夏其乐. 杨梅核仁油的理化指标和脂肪酸成分分析[J]. 林产化工通讯，2005，(1)：21-23.

［2］张小东，高永生，朱丽云，等. 杨梅核仁油的成分、抗氧化活性及其降血脂功能分析[J]. 中国南方果树，2018，47(2)：64-68，70.

［3］刘川，李伟. 杨梅核仁提取液对胃癌(803，823)细胞的杀伤抑制作用初步研究[J]. 中医药信息，1998，15(1)：56.

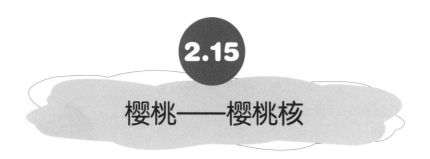

樱桃——樱桃核

樱　桃
（Yīngtao）

樱桃树是我国常见的果树之一，被称为"春果第一枝"。樱桃是我国传统精美果

92

品之一，具有药食两用的价值，鲜果具有发汗、益气、祛风、透疹的功效，四肢麻木和风湿性腰腿病患者宜多食用。樱桃含铁极其丰富，可以缓解贫血，还能用于孕妇、乳母的贫血、崩漏等多种妇科病症。吃完樱桃，丢掉的樱桃核其实也是一味中药。

樱桃核

（Yīngtaohé）

樱桃核，为蔷薇科植物樱桃 *Prunus pseudocerasus* Lindl. 的干燥果核。夏季食用樱桃时，留下果核，洗去残留果肉，取净核晒干。

【化学成分】主要含黄酮类、挥发油、可溶性多糖等活性成分[1-3]。

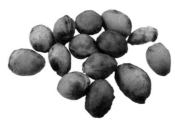

樱桃核

【性味归经】味辛，性温。归肺经。

【功能主治】发表透疹，消瘤去瘢，行气止痛。主治痘疹初期透发不畅，皮肤瘢痕，瘿瘤，疝气疼痛。

【药理作用】

1. 抗氧化作用[1-3] 樱桃核挥发油、类黄酮、水溶性多糖等对氧自由基均具清除作用，具有一定的抗氧化活性。

2. 抗炎作用[4] 樱桃核挥发油对急性炎症有一定的抑制作用。

3. 降胆固醇、降血糖及调节血脂作用[5] 樱桃核仁油不饱和脂肪酸的含量很高，有助于降低胆固醇、降低血糖及血脂水平等。

4. 抗疲劳、耐缺氧及镇痛作用[6] 樱桃核水提取物含类黄酮成分，可发挥抗疲劳及镇痛作用。

【用法用量】内服：煎汤，4.5～9 g，用时捣碎。外用：适量，磨汁涂或煎汤熏洗患处。

【临床应用】

1. 治出痘喉哑 樱桃核，砂锅内焙至黄色，煎汤服用。出自《医学指南》（明·薛己）。

2. 治眼皮生瘤 樱桃核，磨水，擦于患处，其瘤渐渐自消。出自《本草纲目拾遗》（清·赵学敏）。

3. 治疗慢性肾病合并高血压[7] 益气活血汤、樱桃核枕。有助于慢性肾脏病合并高血压患者降压及肾功能指标的改善。

4. **治麻疹透发不快** 樱桃核，水煎服。出自《食物中药与便方》（现代·叶橘泉）。

5. **治疝气疼痛** 樱桃核，捣碎，醋炒后研末服。出自《青岛中草药手册》。

 生活小妙招

　　樱桃核枕 收集新鲜的樱桃核，清洗干净后晒干，装入合适的枕套中。樱桃核枕可以缓解颈部疼痛，具有活血、缓解疲劳等功效。

参考文献

　　［1］ 胡晓倩，吴永祥，李长江，等. 樱桃核的主要成分及水溶性多糖的体外抗氧化测定 [J]. 天然产物研究与开发，2020，32（4）：600−606.

　　［2］ 孙海燕. 樱桃核中类黄酮快速溶剂萃取工艺优化及抗氧化研究 [J]. 食品工业，2017，38（8）：106−109.

　　［3］ 钱琳琳，黄兰兰，柯旺，等. 樱桃核挥发油的成分分析及抗氧化活性研究 [J]. 安徽农业科学，2020，48（10）：161−163.

　　［4］ 王松，张成义，陈曦. 樱桃核挥发油的抗炎作用研究 [J]. 新中医，2012，44（10）：139−140.

　　［5］ 韩文强，冯居秦. 樱桃核提取物在中草药化妆品研发中的应用 [J]. 中国美容医学，2019，28（9）：171−173.

　　［6］ 郭遥遥，刘洋，王沙沙，等. 樱桃核提取物抗疲劳、耐缺氧及镇痛作用的研究 [J]. 青岛科技大学学报（自然科学版），2018，39（4）：28−32.

　　［7］ 李征，高弼虎，王超，等. 益气活血汤联合樱桃核枕治疗慢性肾脏病合并高血压的临床研究 [J]. 辽宁中医杂志，2020，47（1）：102−105.

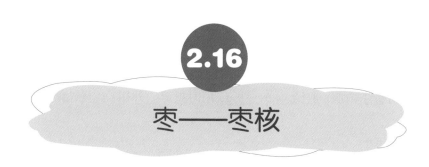

2.16

枣——枣核

枣

（Zǎo）

　　枣原产于中国，在我国栽培历史已有 3 000 年以上，目前全国各地广为栽培，以黄河流域出产较多。其果味甘，无毒，有养胃健脾、益血壮神的功效，《神农本草经》中就记载其可"安中养脾，助十二经，平胃气，通九窍，补少气、少津液、身中不足，大惊，四肢重，和百药"。吃完枣后的枣核其实也可以入药。

枣 核
（Zǎohé）

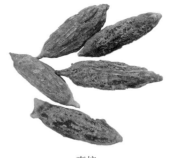

枣核，为鼠李科植物枣 *Ziziphus jujuba* Mill. 的果核，加工枣肉食品时，收集枣核。

【化学成分】

1. **黄酮类**[1, 3, 5]　如儿茶素、山奈酚、柚皮素等。

2. **酚酸类**[1, 4, 5]　如没食子酸等。

3. **脂肪酸**[2]　如棕榈酸、硬脂酸、亚油酸、油酸、棕榈油酸等。

4. **甾醇体类**[5]　如胡萝卜苷等。

枣核

【性味归经】味苦，性平。归肝、肾经。

【功能主治】解毒，敛疮。主治臁疮，牙疳。

【药理作用】

1. **抗氧化作用**[6]　枣核提取物所含的多酚、黄酮对自由基具有较强的清除作用。

2. **抗菌作用**[6]　枣核含有的酚酸类物质和有机酸具有较强的抑菌活性。

【用法用量】外用：适量，烧后研末敷。

【临床应用】

1. **调节免疫、抗衰老、抗菌、抗炎、抗过敏、止血镇痛**[7]　枣核，张家界莓茶，山楂。泡茶饮。

2. **治内外腑疮**　北枣核。烧制成灰，干敷于患处。出自《普济方》(明·朱橚等)。

3. **治走马牙疳**　陈年南枣核。烧制成灰，研末，撒于患处。出自《不药良方》(清·余廷勋)。

4. **治眼疾**　南枣核。将核截两断，去仁净，以铜绿塞入孔中，将枣核合上，纸贴封，放入炉中烧红，以碗盖之，存性。研极细末，调哺男母乳水抹，三日立效。出自《本草纲目拾遗》(清·赵学敏)。

参考文献

［1］ 焦中高，张春岭，刘杰超，等. 枣核多酚提取物对体外蛋白质非酶糖化的抑制作用 [J]. 中国食品添加剂，2014，127（6）：46-51.

［2］ 张仁堂，张利，孙欣，等. 8种枣核油脂肪酸组成及含量分析与比较 [J]. 中国油脂，2021，46（2）：93-96，101.

［3］ 张吉祥，欧来良. 正交试验法优化超声提取枣核总黄酮 [J]. 食品科学，2012，33（4）：18-21.

［4］ 许牡丹，张瑞花，王瑾锋. 枣核中总皂苷提取工艺的研究 [J]. 食品科技，2011，36（1）：181-183.

［5］ 田梦琪. 枣核中化学成分的研究 [D]. 西安：西北大学，2019.

［6］ 张立华，王丹，宫文哲，等. 枣核木醋液化学成分分析及其抑菌活性 [J]. 食品科学，2016，37（14）：123-127.

［7］ 易军鹏，李欣，张棋，等. 一种具有高黄酮含量的复合枣核茶及其制备方法：CN111184108A [P]. 2020-05-22.

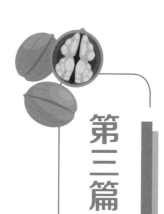

第三篇　寻宝坚果类厨余

3.1

核桃——分心木

核 桃

（Hétao）

核桃，是胡桃科胡桃属落叶乔木，分布和栽培遍及世界的 50 多个国家和地区，我国的种植面积、产量均居世界首位。果实是世界著名四大坚果之一，营养十分丰富，核桃仁富含蛋白质、脂肪、钙、磷、铁、维生素等多种物质，且药食两用，具有补肾、温肺、润肠的功效。我们日常食用核桃肉后，剥去的种隔（分心木）又有何功效呢？

分心木

（Fēnxīnmù）

分心木为胡桃科植物胡桃 *Juglans regia* L. 果核的干燥木质隔膜，别名胡桃衣、胡桃夹、胡桃隔、核桃隔。秋季果实成熟时采收，除去皮和种子，晒干。

【化学成分】

1. **多酚类**[1]　如原儿茶酸、没食子酸等。
2. **甾体类**[1]　如胡萝卜苷、β- 谷甾醇等。
3. **黄酮类**[2]　如槲皮苷、二氢槲皮素等。

【性味归经】性苦，味平。归脾、肾经。

【功能主治】补肾涩精。用于肾虚遗精，滑精，遗尿，尿血，带下，泻痢。

【药理作用】

1. **抗氧化作用**[1,2]　核桃分心木提取物中的酚类化合物、总黄酮、皂苷及多糖等对自

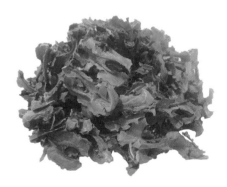

分心木

由基具有清除能力。

2. 降血糖作用[1] 分心木多糖成分对 α-葡萄糖苷酶有良好的抑制作用,其在治疗糖尿病及心血管疾病方面有很好的潜力。

3. 镇静催眠作用[3] 分心木提取物中多糖成分可延长睡眠时长。

4. 抗炎作用[4] 分心木提取物能有效改善横纹肌溶解导致的急性肾功能损伤,保护累及的肾组织,且醇提取物效果优于水提取物。其作用机制可能与抑制炎症反应,发挥抗氧化作用有关。

5. 抗疲劳作用[5] 分心木水提取物能提高运动耐力,运动后肝、肌糖原含量增加,肝脏丙二醛含量降低、超氧化物歧化酶活性升高,具有抗疲劳作用。

【用法用量】内服:煎汤,3 ~ 9 g。

【代表方剂】

清宫寿桃丸 驴肾,鹿肾,狗肾,枸杞子,人参,天冬,麦冬,生地黄,当归,盐益智仁,蚕砂,炒酸枣仁,焦分心木。用于治疗肾虚衰老所致的头晕疲倦,记忆力衰退,腰膝酸软,耳鸣耳聋等。出自《中华人民共和国卫生部药品标准中药成方制剂》(第十八册)。

【临床应用】

1. 治疗溃疡性结肠炎[6] 分心木水提取物。能够有效治疗并缓解溃疡性结肠炎表现出的体重降低、腹泻和便血等症状,抑制炎症介质产生,调节肠道菌群,促进菌群恢复,保护黏膜屏障,改善结肠损伤。可以有效治疗溃疡性结肠炎。

2. 改善认知障碍[7] 枸杞子,分心木,益智仁,麦冬。水提液浓缩至干燥即得。本中药组合物对改善认知障碍效果显著。

3. 治肾虚遗精 分心木,芡实,枸杞子,补骨脂,牡蛎。水煎服。出自《山东中草药手册》。

4. 治肾炎 分心木,黄酒。浸泡后煮沸,去渣。出自《中草药新医疗法资料选编》(内蒙古自治区革命委员会卫生局、科技局)。

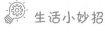生活小妙招

治疗遗精 收集分心木,代茶饮,具有滋补肾气、改善睡眠、治疗遗精的功效。

参考文献

[1] 殷姝君. 分心木活性成分研究 [D]. 济南:济南大学, 2018.

[2] 沙玉欢,习俞,朱增芳,等. 超声波辅助碱液提取核桃分心木黄酮及其抗氧化活性的研究 [J]. 农产品加工, 2020,(18):25-31.

［3］洪茜茜，耿树香，张银志，等. 核桃分心木镇静催眠活性成分研究 [J]. 天然产物研究与开发，2021, 33（6）: 964-970.

［4］马征，胡春生，杨智，等. 分心木提取物对横纹肌溶解大鼠急性肾损伤的保护作用 [J]. 国际药学研究杂志，2020, 47（8）: 645-651.

［5］侯登勇，张建，何颖，等. 核桃分心木水提取物抗疲劳作用研究 [J]. 中国食物与营养，2021, 27（9）: 73-77.

［6］蒋蓓尔，何颖，徐张扬，等. 分心木水提取物在制备治疗溃疡性结肠炎药物中的应用: CN113599414A [P]. 2021-11-05.

［7］丛伟红. 改善认知障碍的中药组合物及其制备方法和用途: CN108042747B [P]. 2020-07-07.

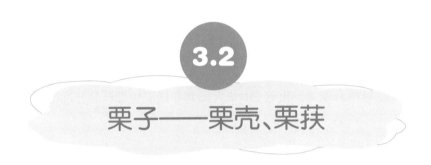

3.2

栗子——栗壳、栗莍

栗 子

（Lìzi）

栗子也称板栗，壳斗科栗属落叶乔木，广泛分布于我国23个省（自治区、直辖市），主产于辽宁、北京、河北、河南、陕西等地。果实习称栗子，我国食栗已有4 000年的历史。栗子味道鲜美，常食栗子可祛寒补肾、益气厚胃、健脾活血，最适合腰腿不遂、大便溏泻的老年人食用。剥食栗子肉时，弃掉的果壳等也是中药。

栗 壳

（Lìké）

栗壳为壳斗科植物板栗 *Castanea mollissima* Bl. 的外果皮。剥取种仁时收集，晒干。

【化学成分】

1. **酚类**[1] 如单宁等。

2. **色素**[2] 如棕色色素等。

3. **黄酮类**[3, 4] 如芦丁等。

【性味归经】味甘、涩，性平。归肺、肝、胃经。

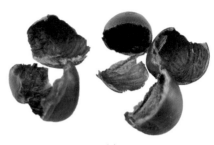

栗壳

【功能主治】降逆生津，化痰止咳，清热散结，止血。用于反胃，呕哕，消渴，咳嗽痰多，百日咳，腮腺炎，瘰疬，衄血，便血。

【药理作用】

1. **降脂作用**[1] 栗壳提取物中的酚类物质能够显著改善血脂水平。

2. **抗氧化作用**[1, 2, 5] 栗壳提取物中的色素、酚类、多糖物质等对自由基具有一定的清除能力，具有抗氧化活性。

3. **抗菌作用**[6] 栗壳中的单宁对大肠杆菌、金黄色葡萄球菌、枯草芽孢杆菌、沙门菌均有较明显的抑制作用。

4. **抑制胰脂肪酶活性作用**[7] 栗壳中的黄酮类物质可抑制胰脂肪酶的活性，起到调节脂质代谢的作用，具有天然降脂功能。

【用法用量】内服：煎汤，30～60 g；煅炭研末，每次3～6 g。外用：适量，研末调敷。

【代表方剂】

1. **三味止咳片** 栗壳，水东哥，五指毛桃。具有镇咳，祛痰，平喘的功效。用于治疗慢性支气管炎。出自《国家中成药标准汇编》[内科肺系（二）分册]。

2. **化痰消咳片** 紫花杜鹃，栗壳，合成鱼腥草素，止咳酮。具有肃肺化痰，消炎止咳的功效。用于感冒咳嗽，痰多气喘；上呼吸道感染如急性支气管炎。出自《中华人民共和国卫生部药品标准中药成方制剂》（第十二册）。

3. **清热镇咳糖浆** 葶苈子，矮地茶，鱼腥草，荆芥，知母，前胡，栗壳，浮海石。具有清热，镇咳，祛痰的功效。用于痰热蕴肺所致的咳嗽痰黄；感冒、咽炎见上述证候者。出自《中华人民共和国药典》（2020年版）（一部）。

【临床应用】

1. **降压**[8] 铜锤草根，铺地黍根，湿鼠曲草，毛连菜，盐麸叶，果上叶，枇杷核，栗壳，凤尾茶，角叉菜，樱桃叶，荔枝根，龙须草，刺果苏木，水石油菜，磨盘草，风藤草，金槐，隔山消，锯齿草，蒲草根。具有平肝祛痰，祛湿和胃，活血化瘀，滋阴安神，宁心清热之功效且降压效果显著。

2. **治腮腺炎**[9] 抱树莲，贯众，地柏叶，冻青叶，栗壳，红背桂，花桐木，蛇蜕，石荠宁，丝瓜根，汝兰，水百合，茄根，挖耳草，鸭跖草，七里香。具有疏风散结，清热止痛，活血解表之功效。治疗腮腺炎时，具有独特疗效。

3. **治膈气** 栗壳。煅，同春米，槌上糠，制成蜜丸。出自《食物本草》（明·姚可成）。

4. **治鼻衄累医不止** 栗壳。五两，烧制成灰，研末。每服以粥饮调服。出自《太平圣惠方》（宋·王怀隐等）。

5. **治痰火瘰疬** 栗壳，猪精肉。煎汤服。出自《岭南采药录》（宋·王怀隐）。

6. **治便血，反胃，呕吐** 栗壳。煅炭，存性，研末，开水送服。出自《安徽中草药》。

 生活小妙招

保健 栗壳洗净，适量放入养生壶煮水喝，味苦可放入适量冰糖。有消炎止咳、润肺化痰、清热解毒的功效。

栗 莍

（Lìfū）

栗莍，别名栗子内薄皮，为壳斗科植物板栗的内果皮。剥栗仁时收集，阴干。

【性味归经】味甘、涩，性平。归肝、肾经。

【功能主治】散结下气，养颜。主治骨鲠，瘰疬，反胃，面有皱纹。

【用法用量】内服：煎汤，3～5 g。外用：研末吹咽喉或外敷。

【临床应用】

1. **治内分泌失调所致痔疮**[10] 木竹子，半截叶，香木菌桂，刺龙牙，菌米，树刁，栗莍，刀豆壳，功劳子，宜梧。用于快速根治内分泌失调所致痔疮。

2. **治面神经炎**[11] 八角枫根，山蒟，捆仙丝，祖司麻，瑞香花，木馒头，赤胫散，山枝根，镜面草，小花鸢尾根，紫葛，瓜蒌，山慈菇，栗莍，气桐子，春不见。主舒筋通络，活

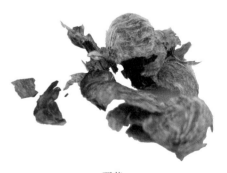

栗莍

血消肿，散瘀止痛，化痰散结，行气。可高效治疗面神经炎。

3. 祛斑[12]　龟甲，千针万线草，李子仁，冬瓜仁，柿叶，枳实，白芷，栗莸，路路通，毛鸡酒，卡波姆等。用于肝肾亏损，阴虚，低热盗汗，口苦心烦的面部色素斑患者的治疗与康复。

4. 治骨鲠在咽　栗莸。烧存性，研为末，吹入咽中。出自《本草纲目》(明·李时珍)。

5. 治栗子颈　栗莸。捣敷之。出自《食物本草》(明·姚可成)。

6. 除皱　栗莸。研末，和蜜涂面。出自《食疗本草》(唐·孟诜)。

参考文献

［1］陈思玉. 板栗壳斗总酚的提取纯化以及高脂糖尿病大鼠的降脂效果研究 [D]. 北京：北京林业大学，2012.

［2］李莉. 板栗壳棕色素提取及相关性质研究 [D]. 北京：北京林业大学，2011.

［3］卫娜，罗至钧，郑逸蓝，等. 超声-微波辅助提取板栗壳多糖及其结构鉴定 [J]. 食品安全质量检测学报，2021，12（16）：6600-6608.

［4］张琳琳，吕华瑛，王琳，等. 板栗壳黄酮类成分的提取工艺研究 [J]. 食品安全导刊，2021，（20）：132-133，135.

［5］邵亭亭，张海晖，段玉清，等. 亚临界水萃取板栗多糖及其清除自由基活性研究 [J]. 食品科技，2012，37（12）：156-160.

［6］陈晓天，李俊卿，宋元达. 栗壳抑菌物质的提取及其抑菌作用的研究 [J]. 食品与生物技术学报，2016，35（1）：54-58.

［7］尚秋，雷嗣超，张美，等. 板栗壳黄酮类物质的组成及其对胰脂肪酶的抑制作用 [J]. 中国果菜，2020，270（10）：21-25.

［8］刘洋，齐志红，杨玲玲，等. 一种有效的降压中药：CN109674953A [P]. 2019-04-26.

［9］宋志永，任高燕，潘华. 一种治疗腮腺炎的中药制剂及制备方法：CN105998561A [P]. 2016-10-12.

［10］孙洪敏. 一种治疗内分泌所致痔疮的中药组合物：CN105833077A[P]. 2016-08-10.

［11］杨晨阳. 一种治疗面神经炎的中药组合物及其制备方法：CN106039006A [P]. 2016-10-26.

［12］黎秋萍. 一种祛斑中药面膜：CN106265444A [P]. 2017-01-04.

3.3

葵花子——向日葵花盘

葵花子

（Kuíhuāzǐ）

向日葵，又名丈菊、向阳花、葵花，菊科一年生高大草本，原产于北美，世界各国均有栽培。通过人工培育，分为食用葵花和油用葵花两大类，在我国主要分布于内蒙古、新疆、甘肃等地区。葵花子，即向日葵的种子，含丰富的亚油酸、磷脂、蛋白质等，是一种十分受欢迎的休闲零食和食用油源，还可以用于治疗高脂血症、动脉硬化、高血压和蛲虫病等。向日葵种子取完之后，其剩下的花盘其实也可以入药。

向日葵花盘

（Xiàngrìkuíhuāpán）

向日葵花盘为菊科植物向日葵 *Helianthus annuus* L. 的花盘，别名向日葵花托、向日葵饼、葵房、葵花盘。秋季采收，去净果实，鲜用或晒干。

【化学成分】如 α- 松萜、绿原酸、挥发油、黄酮类等活性物质[1-4]。

【性味归经】味甘，性寒。归肝经。

【功能主治】清热，平肝，止痛，止血。主治高血压，头痛，头晕，耳鸣，脘腹痛，痛经，子宫出血，疮疹。

【药理作用】

1. **抗肿瘤作用**[5] 向日葵花盘中总多酚、总

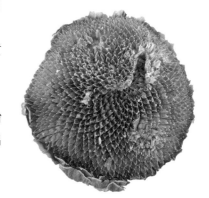

向日葵花盘

黄酮、总多糖和绿原酸可通过线粒体途径诱导细胞凋亡，从而发挥抗肿瘤的作用。

2. 治痛风作用[6]　向日葵花盘提取物具有显著的抗痛风性关节炎和抗高尿酸血症的作用，在治疗和预防痛风方面具有良好的应用前景。

3. 抗氧化作用[4,7]　向日葵花盘中所含的总黄酮、水溶性多糖等对自由基、超氧阴离子自由基和羟自由基均表现出清除作用。

4. 抑菌作用[8]　向日葵花盘中所含的萜类具有抑菌等作用。

【用法用量】内服：煎汤，15～60 g。外用：适量，捣敷；或研粉敷。

【临床应用】

1. 治痛风[9]　向日葵花盘，椰子粉。干燥后的向日葵花盘提取物加入椰子粉组成混合物，形成痛风果茶成品。该果茶可疏通经络气血，祛风除湿，理气止痛，化瘀，代谢，止痛。

2. 治头痛，头晕　向日葵花盘。水煎同鸡蛋服下。出自江西《草药手册》。

3. 治肾虚耳鸣　向日葵花盘，何首乌，熟地黄。水煎服。出自《宁夏中草药手册》。

4. 治胃痛　向日葵花盘，猪肚。煮食。出自江西《草药手册》。

5. 治妇女经前或经期小腹痛　向日葵花盘。水煎，加红糖服。出自江西《草药手册》。

6. 治功效性子宫出血　向日葵花盘。炒炭，研末，黄酒送服。出自《中草药学》。

7. 治肺结核[10]　三颗针，蒲公英，土大黄，向日葵花盘，何首乌，夏枯草，百合，白及。该方可杀菌解毒、清热化痰、止血、养阴润肺、抑制结核杆菌，进而达到治疗肺结核的目的。

8. 治背疽溃烂面积大，脓孔多　向日葵花盘。烧存性研末，麻油调，搽于患处。出自《战备草药手册》。

9. 治急性乳腺炎　向日葵花盘。晒干，炒炭研细粉，加糖、白酒冲服。出自《浙江药用植物志》。

10. 治关节炎　向日葵花盘。水煎浓缩成膏状，外敷。出自《浙江药用植物志》。

11. 治尿道炎，尿路结石　向日葵花盘。水煎服。出自《浙江药用植物志》。

参考文献

［1］于蔓莉，郝宝成. 超临界 CO_2 萃取向日葵花盘中总黄酮工艺研究 [J]. 甘肃科技纵横，2020，49（8）：39-40，46.

［2］张燕丽，尹佳乐，张海悦，等. 响应面法优化超声辅助提取葵花盘中的绿原酸 [J]. 食品工业，2021，42（6）：1-5.

［3］张玲玲，汤依娜，张建业，等. 向日葵花盘挥发油的GC-MS定性分析 [J]. 中国现代中药，

寻宝——厨余垃圾里的中草药

2017, 19（2）：188-191.

　　［4］索金玲. 向日葵花盘中有效化学成分分析及抗氧化性测定 [D]. 乌鲁木齐：新疆大学，2010.

　　［5］高银祥. 向日葵花盘抗肿瘤有效组分筛选及其活性机制研究 [D]. 哈尔滨：东北林业大学，2015.

　　［6］滕美玉. 葵花盘提取物抗痛风及抗高尿酸血症活性研究 [D]. 长春：吉林大学，2017.

　　［7］索金玲，彭秧，朱然. 向日葵花盘水溶性多糖提取工艺及抗氧化研究 [J]. 生物技术，2010，20（2）：74-77.

　　［8］索茂荣，杨峻山. 向日葵属植物倍半萜类化学成分及其生物活性研究概况 [J]. 中草药，2006，37（1）：135-140.

　　［9］黄凯. 一种痛风果茶及其制作方法：CN110301502A[P]. 2019-10-08.

　　［10］熊伟淮. 一种治疗肺结核的中药配方、口服剂型及制备方法：CN109125606A [P]. 2019-01-04.

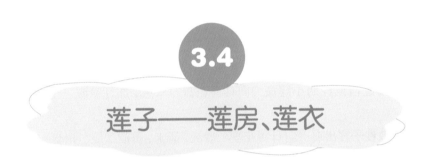

3.4
莲子——莲房、莲衣

莲 子
（**Liánzǐ**）

　　莲，睡莲科莲属多年生水生草本，生于水泽、池塘、湖沼或水田内，野生或栽培，广泛分布于南北各地。我国湖南、江西、福建、浙江等地均是闻名的莲子产区，其中湖南湘潭、安乡多地出产的湘莲，浙江武义、宣平产的宣莲，福建建阳、建宁生产的建莲，被称为全国三大名莲。我国人民自古就视莲子为食品，它有清热降火、安神镇定、养胃健胃之功效。平日里我们食用的主要是莲子和莲心，其实剥去莲子剩下的莲房及莲子剥去的外衣也都是中药。

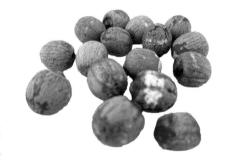

莲子（鲜、带皮）

106

莲 房
（Liánfáng）

　　莲房，又名莲蓬壳、莲壳、莲蓬，为睡莲科植物莲 *Nelumbo nucifera* Gaertn. 的干燥花托。秋季果实成熟时采收，除去果实，晒干。

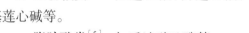
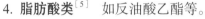

莲房、莲子

【化学成分】

　　1. **多糖**[1]　如鼠李糖、阿拉伯糖、木糖等。

　　2. **黄酮苷类**[2,3]　如金丝桃苷、异槲皮苷、原花青素等。

　　3. **生物碱类**[4]　如莲心碱、异莲心碱、甲基莲心碱等。

　　4. **脂肪酸类**[5]　如反油酸乙酯等。

【性味归经】味苦、涩，性温。归肝经。

【功能主治】化瘀止血。用于崩漏，尿血，痔疮出血，产后瘀阻，恶露不尽。

【药理作用】

　　1. **抗氧化作用**[1,2]　莲房提取物多糖、原花青素等均对自由基有一定的清除功能，具有较强的抗氧化活性。

　　2. **免疫作用**[5]　莲房提取物多糖可显著促进一氧化氮和炎症因子的分泌，具有一定的增强机体免疫的作用。

　　3. **抗炎作用**[5]　莲房提取物反油酸乙酯可抑制巨噬细胞蛋白的表达，具有明确的抗炎活性。

　　4. **降血脂作用**[6]　莲房提取物黄酮类化合物在体内可抗氧化，及时清除自由基，从而达到降血脂的目的。

【代表方剂】

　　1. **妇宝颗粒**　地黄，忍冬藤，盐续断，盐炙杜仲叶，麦冬，炒川楝子，酒白芍，醋延胡索，甘草，炒侧柏叶，莲房炭，大血藤。用于肾虚所致的腰痛腿软，小腹胀痛，白带，经漏，慢性盆腔炎，附件炎等。出自《中华人民共和国药典》（2020年版）（一部）。

　　2. **独勤散**　莲房。不拘多少，烧存性。主治产后崩漏，经血不止。出自《产科发蒙》（卷三）（日本·片仓元周）。

　　3. **莲房散**　干莲房，荆芥，枳壳，槐花，黄柏，防风，独活各等分。主治脱肛不

107

上。出自《杏苑生春》(卷七)(明·芮经)。

4. **莲房枳壳汤** 干莲房,荆芥,枳壳,薄荷,朴消。主治痔疮。出自《疡科选粹》(卷五)(明·陈文治)。

5. **露华汤** 干莲房。主治妇人赤白带下。出自《传信适用方》(卷四)(宋·吴彦夔)。

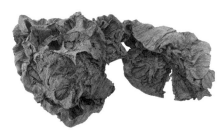

莲房(饮片)

【临床应用】

1. **治血崩** 棕皮(烧灰),莲房(烧存性),炒香附。上为末。饭前米汤调服。出自《儒门事亲》(金·张从正)。

2. **治胎衣不下** 莲房。甜酒煎服。出自《岭南采药录》(萧步丹)。

3. **治小便血淋** 莲房。烧存性,为末,加入麝香少许。每服米汤调下。出自《经验方》(清·元福辑)。

4. **治孕妇痔疮**[7] 芒硝,莲房,荆芥炭,五倍子,槐角,钩藤,黄连,仙鹤草,黄芩,胆草,当归。该方止血化瘀、消肿止痛,促进外痔血栓的吸收,对孕妇痔疮具有显著的疗效。

5. **治乳裂** 炒莲房。研为末,外敷。出自《岭南采药录》(现代·萧步丹)。

6. **治天疱湿疮** 莲房。烧存性,研末,和泥调涂于患处。出自《海上方》(宋·钱竽)。

7. **治黄水疮** 莲房。烧成炭,研细末,香油调匀,敷于患处。出自徐州《单方验方新医疗法选编》。

8. **治慢性咽炎**[8] 鹿茸,天南星,土木香,土大黄,三棱,莲房,苎麻根,川芎,大枣,当归。该方能有效地治疗慢性咽炎。

莲 衣

(Liányī)

莲衣,又名莲皮,为睡莲科植物莲的种皮。9~10月果实成熟时取种子,剥皮,晒干。

【化学成分】含多酚类、黄酮和缩合单宁等[9,10]。

【性味归经】味苦、涩,性平。归心、脾经。

【功能主治】收涩止血。主吐血,衄血,下血。

【药理作用】

1. **抗氧化作用**[9]　莲衣提取物所含的多酚具有较强的清除自由基、还原铁离子的能力，具有明确的抗氧化活性。

2. **降血糖作用**[10]　莲衣提取物所含的黄酮和缩合单宁具有一定的抑制 α- 葡萄糖苷酶活性的能力，可起到降血糖的作用。

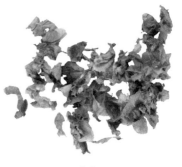

莲衣

【用法用量】内服：煎汤，1 ～ 2 g。

【临床应用】

1. **收敛**　诸失血后，佐参以补脾之阴，使统血以归经。出自《药品化义》（明·贾九如）。

2. **治心胃之浮火**　利肠分之湿热。出自《本草再新》（清·叶天士）。

参考文献

〔1〕　马广强，李国群，吴磊，等. 白莲莲房多糖分离纯化、结构表征及抗氧化与免疫活性 [J]. 食品与机械，2021, 37（5）：156-162.

〔2〕　王满生，杨晶，王延周. 莲房原花青素提取纯化及其抗氧化活性研究进展 [J]. 食品科技，2020, 45（8）：174-179.

〔3〕　吴岩斌，吴晗禹，吴锦忠，等. 多指标正交试验优选莲房黄酮苷的提取工艺 [J]. 福建中医药，2019, 50（5）：35-38.

〔4〕　雷德卿，胡红玲，王子倩. 湘莲莲房中主要生物碱成分提取方法优化与含量测定 [J]. 食品安全质量检测学报，2021, 12（1）：332-337.

〔5〕　李国群. 中药莲房活性成分的筛选及其抗氧化与抗炎机制的初步研究 [D]. 南昌：江西中医药大学，2021.

〔6〕　吴岩斌，易骏，吴锦忠，等. 莲房黄酮类化合物体内降血脂活性研究 [C]. //中国植物学会民族植物学分会，中国科学院昆明植物研究所. 第八届中国民族植物学学术研讨会暨第七届亚太民族植物学论坛会议文集. 出版地不详：出版社不详，2016.

〔7〕　尹燕，钱玲，张宇敏，等. 一种治疗孕妇痔疮的药物、使用方法及应用：CN113577195A [P]. 2021-11-02.

〔8〕　焦雁琦. 治疗慢性咽炎的药物：CN109692289A [P]. 2019-04-30.

〔9〕　刘洋坪，王建辉，俞健，等. 莲衣粉多酚提取工艺优化及体外抗氧化活性研究 [J]. 核农学报，2021, 35（6）：1376-1384.

〔10〕　张露，黄祥霞，涂宗财，等. 5 种莲副产物中活性成分及其抗氧化、α-葡萄糖苷酶抑制活性比较 [J]. 食品科学，2018, 39（9）：33-38.

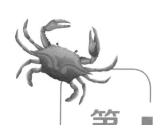

第四篇 寻宝水产家禽类厨余

4.1

贝壳类——石决明、牡蛎、蚬壳、蛏壳、蛤壳

贝壳类

（Bèikélèi）

　　自古以来，海洋贝壳类便广为人类采集、使用，从遍布我国沿海的史前贝冢遗址到历代文人食客留下的食影味踪，再到如今水产市场琳琅满目的海味珍品中便可略窥一二。时至今日，贝壳类食材的佳肴经常出现在民众的餐桌上，如生蚝、鲍鱼、蛤蜊等。贝壳类的壳除了作为装饰品外，还具有悠久的药用历史，如明代李时珍的《本草纲目》中记载鲍鱼壳可平血压、治头晕眼花症，牡蛎久服，强骨节，杀邪鬼，延年等。下面介绍几种餐桌上常见的贝壳类药材。

石决明

（Shíjuémíng）

　　石决明，又名鳆鱼甲（《本草经集注》）、千里光（《本草纲目》）、真海决、海决明（《药材学》）等，为鲍科动物杂色鲍 *Haliotis diversicolor* Reeve、皱纹盘鲍 *Haliotis discus hannai* Ino、羊鲍 *Haliotis ovina* Gmelin、澳洲鲍 *Haliotis ruber*（Leach）、耳鲍 *Haliotis asinina* Linnaeus 或白鲍 *Haliotis laevigata*（Donovan）的贝壳。我国北方沿海主产盘鲍，南方沿海产杂色鲍、耳鲍、半纹鲍、羊鲍等。其常生活在水质清澈、盐度较高、潮流通畅、海藻丛生几米至几十米深的岩礁地带。多在夏、秋二季捕捞，捕得后，将肉剥除，取壳，洗净，除去杂质，干燥。可进一步加工为煅石决明。

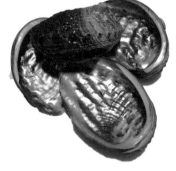

鲍鱼壳

【化学成分】[1]

1. **无机盐**　如碳酸钙等。

2. **矿物质**　如钙、镁、铁、锌等。

3. **氨基酸**　如天冬氨酸、苏氨酸、丝氨酸等。

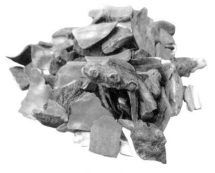

石决明（饮片）

【性味归经】味咸，性寒。入肝经。

【功能主治】平肝潜阳，清肝明目。主治头痛眩晕，目赤翳障，视物昏花，青盲雀目。

【药理作用】

1. **降血压作用**[1]　石决明水提取物可以降低血浆去甲肾上腺素、肾上腺素、血管紧张素Ⅱ、醛固酮水平，上调血浆一氧化氮水平，起到降血压的作用。

2. **抗感染作用**[2]　石决明水提取物对金黄色葡萄球菌、大肠杆菌、铜绿假单胞菌等具有明显抑菌作用。

3. **抗凝作用**[3]　九孔鲍酸性提取物具有显著的抗凝作用。

4. **耐氧作用**[2]　杂色鲍贝壳提取液可使离体小鼠肺的灌流量增加，扩张气管、支气管的平滑肌，具有明显的耐氧作用。

5. **保肝作用**[4]　石决明提取物可对抗氯化碳急性中毒小鼠肝损伤。

6. **中和胃酸作用**[5]　石决明的主要成分碳酸钙有中和胃酸，减少胃酸的作用。

【用法用量】内服：煎汤，6～20 g，先下。

【代表方剂】

1. **白敬宇眼药**　煅石决明，熊胆，珍珠，海螵蛸，炉甘石，硇砂，麝香，冰片。具有明目止痛，消肿止痒之功效。主治暴发火眼，眼边刺痒，溃烂肿痛，胬肉攀睛，云翳多蒙，视物昏花，迎风流泪。出自《中华人民共和国卫生部药品标准中药成方制剂》（第四册）。

2. **复方珍珠散**　煅石决明，煅龙骨，煅白石脂，煅石膏，珍珠，人工麝香，冰片。具有收湿敛疮，生肌长肉的功效。主治热毒蕴结所致的溃疡，症见疮面鲜活、脓腐将尽。出自《中华人民共和国药典》（2020版）（一部）。

3. **疳积散**　煅石燕，煅石决明，使君子仁，炒鸡内金，谷精草，威灵仙，茯苓。具有消积化滞之功效。主治食滞脾胃所致的疳症，症见不思乳食、面黄肌瘦、腹部膨胀、消化不良。出自《中华人民共和国药典》（2020版）（一部）。

4. **石龙清血颗粒**　石决明，仙鹤草，牡蛎，牛膝，槐花，夏枯草，莪术，龙骨，钩藤，赭石，泽泻，天麻，山茱萸。具有滋阴潜阳，平肝熄风，化痰止血之功效。主治肝阳化风，脑脉瘀阻所致中风，症见半身不遂，口眼歪斜，语言不清，偏身麻木，眩晕，头痛，面红，口苦；轻、中度出血性脑血管病见上述表现者。出自《新药转正标准》（第 54 册）。

5. **石决明散** 石决明，决明子，青葙子，栀子，大黄，赤芍，麦冬，木贼，荆芥，羌活。具有清热平肝，祛风散邪，明目退翳之功效。出自《沈氏尊生书》（清·沈金鳌）。

【临床应用】

1. **治高血压** 生石决明，生牡蛎，生地黄，菊花。水煎服。出自《青岛中草药手册》。

2. **治眩晕** 石决明，菊花，枸杞子，桑叶。水煎服。出自《青岛中草药手册》。

3. **治眼见黑花，经年不愈，畏光** 石决明、黄连、密蒙花。熟水调腹。出自《圣济总录》（宋·太医院）。

4. **治青盲雀目** 石决明，苍术。研为末，以气熏目。出自《眼科龙木论》（佚名）。

5. **治小肠五淋** 石决明。熟水调服。出自《胜金方》（佚名）。

6. **治锁喉风** 醋石决明。研细末，醋调服。出自《本草汇言》（明·倪朱谟）。

7. **治怕日羞明** 千里光，海金沙，甘草，菊花。水煎温服。出自《眼科龙木论》（佚名）。

8. **治白翳内障** 石决明，茺蔚子，人参，菊花，车前子，防风。米汤水调服。出自《医宗金鉴》（清·吴谦）。

牡 蛎

（**Mǔlì**）

牡蛎，又名蛎蛤《本经》、古贲《异物志》、左顾牡蛎《肘后备急方》、牡蛤《别录》等，为牡蛎科牡蛎属动物长牡蛎 *Ostrea gigas* Thunberg、大连湾牡蛎 *Ostrea talienwhanensis* Crosse 或近江牡蛎 *Ostrea rivularis* Gould 的贝壳。多分布于热带和温带。我国渤海、黄海、南沙群岛均产，全年均可捕捞。捕捞后去肉，除去杂质及附着物，洗净，干燥，晒干，碾碎即得。亦可进一步加工为煅牡蛎。

【化学成分】

1. **无机盐** 如碳酸钙、磷酸钙、硫酸钙等。

2. **微量元素** 如铜、铁、锌、锰、锶等。

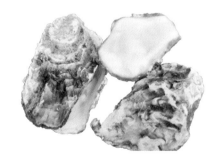

牡蛎壳（鲜）

3. **氨基酸**[6]　如天冬氨酸、甘氨酸、谷氨酸等。

【性味归经】味咸、性微寒。归肝、胆、肾经。

【功能主治】重镇安神，潜阳补阴，软坚散结。主治惊悸失眠，眩晕耳鸣，瘰疬痰核，癥瘕痞块。

【药理作用】

1. **增强免疫作用**[7]　牡蛎热水提取物可使动物脾脏产生抗体的细胞明显增多。

2. **镇静作用**[8]　牡蛎提取液有延长戊巴比妥睡眠时间的倾向。

3. **局部麻醉作用**　4%牡蛎水提取物的悬浮上清液对青蛙坐骨神经具有明显的局部麻醉作用。

4. **对胃及十二指肠溃疡的作用**[9]　牡蛎壳中的钙盐能使细血管致密，降低血管的渗透性，与胃酸形成可溶性盐，可调节电解质平衡，抑制神经肌肉的兴奋，有利于胃及十二指肠溃疡的愈合。

5. **抗动脉粥样硬化作用**[10]　牡蛎提取物可以减轻动脉粥样硬化斑块，降低总胆固醇、甘油三酯、低密度脂蛋白胆固醇和载脂蛋白 B 的含量。

【用法用量】内服：煎汤，9～30 g，先下；或研末。外用：适量，调敷。

【代表方剂】

1. **珍牡肾骨胶囊**　珍珠母，牡蛎。具有强壮筋骨之功效。主治腰背、肢体关节疼痛见于钙缺乏症者。出自《国家中成药标准汇编》(骨伤科分册)。

2. **宫瘤消胶囊**　牡蛎，制香附，三棱，莪术，土鳖虫，仙鹤草，党参，白术，白花蛇舌

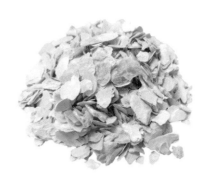

生牡蛎（饮片）

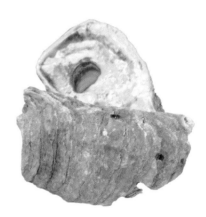

牡蛎壳（干）

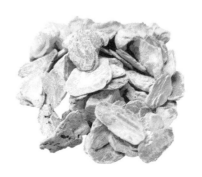

煅牡蛎（饮片）

草，牡丹皮，吴茱萸。活血化瘀，软坚散结。主治子宫肌瘤属气滞血瘀证，症见月经量多、夹有大小血块、经期延长或有腹痛、舌暗红或舌边有紫点或瘀斑、脉细弦或细涩。出自《国家中成药标准汇编》(口腔肿瘤儿科分册)。

3. **清胰利胆冲剂**　牡蛎，姜黄，金银花，柴胡，大黄，醋延胡索，牡丹皮，赤芍。具有行气解郁，活血止痛，疏肝利胆，解毒通便之功效。主治急性胰腺炎，急性胃炎等症。出自《中华人民共和国卫生部药品标准中药成方制剂》(第四册)。

4. **乌鸡白凤丸**　乌鸡，鹿角胶，醋鳖甲，煅牡蛎，桑螵蛸，人参，黄芪，当归，白芍，醋香附，天冬，甘草，地黄，熟地黄，川芎，银柴胡，丹参，山药，炒芡实，鹿角霜。具有补气养血，调经止带之功效。主治气血两虚，身体瘦弱，腰膝酸软，月经不调，崩漏带下。出自《中华人民共和国药典》(2020年版)(一部)。

5. **乳康胶囊**　牡蛎，乳香，瓜蒌，海藻，黄芪，没药，天冬，夏枯草，三棱，玄参，白术，浙贝母，莪术，丹参，炒鸡内金。具有疏肝活血，祛痰软坚的功效。主治肝郁气滞、痰瘀互结所致的乳癖，症见乳房肿块或结节、数目不等、大小形态不一、质软或中等硬度或经前胀痛；乳腺增生病见上述证候者。出自《中华人民共和国药典》(2020年版)(一部)。

6. **牡蛎散**　黄芪，麻黄根，煅牡蛎，浮小麦。具有敛阴止汗，益气固表之功效。主治体虚自汗，盗汗证。常自汗出，夜卧更甚，心悸惊惕，短气烦倦，舌淡红，脉细弱。出自《太平惠民和剂局方》(宋·太平惠民和剂局)。

7. **桂枝甘草龙骨牡蛎汤**　桂枝，甘草，龙骨，煅牡蛎。具有温补心阳，安神定悸之功效。主治心阳不足证，烦躁不安，心悸，或失眠，心胸憋闷，畏寒肢冷，气短自汗，面色苍白，舌淡苔白，脉迟无力。出自《伤寒论》(汉·张仲景)。

【临床应用】

1. **治一切渴**　牡蛎，活鲫鱼。煎汤。出自《经验方》(清·元福辑)。

2. **治百合病，渴不瘥者**　天花粉，牡蛎。日三服。出自《金匮要略》(汉·张仲景)。

3. **治崩中漏下赤白不止，气虚竭**　牡蛎，鳖甲。日三服。出自《备急千金要方》(唐·孙思邈)。

4. **治一切瘰疬**　煅牡蛎，玄参制丸。早晚食后，临卧酒下吞服。出自《经验方》(清·元福辑)。

5. **治眩晕**　牡蛎，龙骨，菊花，枸杞子，何首乌。水煎服。出自《山东中草药手册》。

6. **治白带**　牡蛎粉，艾叶，茴香，炒糯米。为丸，温米饮下。出自《澹寮集验方》(元·释继洪)。

7. **治心痛气实者**　牡蛎。煅后研为粉，酒调服。出自《丹溪心法》（元·朱震亨）。

8. **治胃酸过多**　牡蛎，海螵蛸，浙贝母。研细粉吞服，日三服。出自《山东中草药手册》。

9. **治紫癜风**　牡蛎，胆矾。醋调涂抹患处。出自《圣济总录》（宋·太医院）。

蚬 壳
（ **Xiǎnké** ）

蚬壳又名扁螺、黄蚬、沙蜊、金蚶、蟑蚌、蟟仔，为蚬科动物河蚬 *Corbicula fluminea* （ Muller ）或其近缘动物的贝壳。河蚬有雌雄同体、雌雄异体等个体，一年四季均可繁殖。广泛分布于我国内陆水域。生活于河川、湖沼，多栖息于泥质的水底，全年均可捕，捕后入沸水烫死，取壳，洗净，晒干。

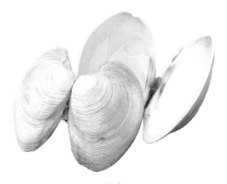

蚬壳

【化学成分】[11]

1. **无机盐类**　如碳酸钙、碳酸镁等。

2. **多肽类**　如壳蛋白等。

3. **甾醇类**　如胆甾醇、菜油甾醇、谷甾醇、豆甾醇等。

【性味归经】味咸，性温。归肺、胃经。

【功能主治】化痰止嗽，祛湿和胃。主治痰喘咳嗽，反胃吐食，胃痛吞酸，湿疮，溃疡，脚气。

【用法用量】内服：煎汤，15 ～ 20 g；或入散剂。外用：煅存性，研末撒或调敷。

【代表方剂】

1. **白蚬壳散**　蚬壳。主治卒得咳嗽。出自《肘后备急方》（东晋·葛洪）。

2. **车螯散**　车螯壳，黄连，蚬壳。主治乳痈及一切肿毒。出自《圣济总录》（卷一二八）（宋·太医院）。

3. **蛤粉散**　蚬壳。主治卒咳不止。出自（《太平圣惠方》（卷四十六）（宋·王怀隐等）。

4. **生肌散**　田螺壳，蚬壳，人参，砂仁。主治诸恶疮疮口，生肌肉颇迟。出自《圣济总录》（宋·太医院）。

【临床应用】

1. **治痰喘咳嗽** 蚬壳。研为细末。以米饮调服。出自《急救良方》(明·张时彻)。

2. **治反胃吐食** 蚬壳。研为细末，以米汁和匀，煎汤送服。出自《中国动物药志》(现代·高士贤)。

3. **治脚气，脚上生风毒疮肿不瘥** 蚬壳，黄连，马齿苋菜。捣为散，敷于疮上。出自《太平圣惠方》(宋·王怀隐等)。

蛏 壳
(Chēngké)

蛏壳又名蛏子壳，为竹蛏科动物缢蛏 *Sinonovacula constricta*(Lamarck)、长竹蛏 *Solen gouldi*(Conrad)、大竹蛏 *Solen grandis*(Dunker)、细长竹蛏 *Solen gracilis*(Philippi)等的壳。我国分布于南北沿海地带，浙江、福建多地有人工养殖。喜栖息于盐度较低的河口附近或有少量淡水流入的内湾，埋栖于中、低潮区软泥沙滩。通常捕得后，洗净泥沙，去肉收集其壳，晒干。

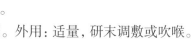

蛏壳

【性味归经】味咸，性凉。归肺、胃经。

【功能主治】和胃，消肿。主治胃病，咽喉肿痛。

【用法用量】内服：3～6 g，煅存性研末入散剂。外用：适量，研末调敷或吹喉。

【临床应用】

1. **治咽喉一切急症** 蛏壳。捣末，同冰片吹喉。出自《万选良方》(清·余楙)。

2. **治烧烫伤**[12] 乌蔹莓叶，海螵蛸粉，氯化钠，蛏子壳粉。具有消炎，止血，消肿，止痛，祛瘀的效果。

蛤 壳
(Géké)

蛤壳又名海蛤壳，为帘蛤科动物文蛤 *Meretrix meretrix* Linnaeus 或青蛤 *Cyclina*

sinensis Gmelin 的贝壳。我国沿海均有分布。生活于浅海泥沙中，能分泌胶质带或囊状物，使身体悬浮，借潮流而迁移。多夏、秋二季捕捞，去肉取壳，洗净，晒干，碾成碎块即可入药。尚可进一步加工为煅蛤壳。

【化学成分】含碳酸钙、壳聚糖等[13, 14]。

【性味归经】味苦、咸，性寒。归肺、肾、胃经。

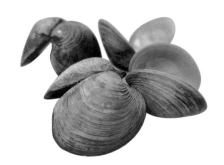

蛤蜊壳

【功能主治】清热化痰，软坚散结，制酸止痛；外用收湿敛疮。主治痰火咳嗽，胸胁疼痛，痰中带血，瘰疬瘿瘤，胃痛吞酸；外治湿疹，烫伤。

【药理作用】

1. **对甲状腺的作用**[15]　蛤壳对甲状腺肿大大鼠甲状腺功能和形态均有较好的改善作用。

2. **抗菌作用**[14]　蛤壳所含的壳聚糖具有显著的抑菌效果，能抑制体内伤寒沙门菌。

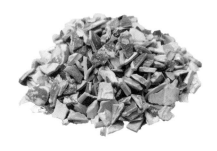

煅蛤蜊（饮片）

【用法用量】内服：煎汤，6～15 g，先下，蛤粉包煎。外用：适量，研极细粉撒布或油调后敷患处。

【代表方剂】

1. **内消瘰疬丸**　夏枯草，玄参，大青盐，海藻，浙贝母，薄荷，天花粉，煅蛤壳，白蔹，连翘，熟大黄，甘草，生地黄，桔梗，枳壳，当归，玄明粉，淀粉，蜂蜜。具有软坚散结之功效。主治瘰疬痰核或肿或痛。出自《国家中成药标准汇编》（外科妇科分册）。

2. **海蛤散**　浮海石，蛤壳。具有化痰清肝之功效。主治肝火毒盛所致的咳嗽痰多等症。出自《中华人民共和国卫生部药品标准中药成方制剂》（第四册）。

3. **青蛤散**　煅蛤壳，煅石膏，黄柏，青黛，轻粉。具有清热解毒，燥湿杀虫之功效。主治皮肤湿疮，黄水疮。出自《中华人民共和国卫生部药品标准中药成方制剂》（第九册）。

4. **黛蛤散**　青黛，煅蛤壳。具有清肝泻肺，凉血止血之功效。主治痰嗽，终夕不寐，面浮如盘。出自《医说》（宋·张杲）。

5. **文蛤散**　蛤壳。主治渴欲饮水不止。出自《金匮要略》（汉·张仲景）。

【临床应用】

1. 治痰饮心痛 蛤壳，瓜蒌仁。为丸服用。出自《医学纲目》(明·楼英)。

2. 治水肿，咳逆上气，坐卧不得 蛤壳，葶苈，防己，杏仁，桑根白皮。以枣肉和，制丸服。出自《太平圣惠方》(宋·王怀隐等)。

3. 治血痢内热 蛤壳粉。蜜水调服，日二剂。出自《传信方》(唐·刘禹锡)。

4. 治下疳疮并臁疮 蛤壳粉，腊茶，苦参，密陀僧。为末，猪油调敷。出自《外科理例》(明·汪机)。

5. 治慢性气管炎 蛤壳、青黛，共研细粉。出自《全国中草药汇编》(第二版)。

参考文献

[1] 盛英坤，张杰，洪寅，等. 牡蛎、石决明、瓦楞子生品与煅品对肝阳上亢型高血压大鼠降压作用机制的研究 [J]. 新中医，2019，51(7)：5-9.

[2] 姜威，李晶峰，高久堂，等. 石决明的化学成分及药理作用 [J]. 吉林中医药，2015，35(3)：272-274.

[3] 杨晓峰，李升刚. 六种海洋生物提取液对凝血与纤溶系统的影响 [J]. 上海实验动物科学，1996，(Z1)：231.

[4] 李小芹，吴子伦. 三种石决明对小鼠急性肝损伤的影响比较 [J]. 中药材，1997，20(10)：521-523.

[5] 居明乔. 石决明中和胃酸酸量的研究 [J]. 基层中药杂志，2001，15(6)：13-14.

[6] 赵中杰，李昂. 中药牡蛎中碳酸钙，微量元素和氨基酸的测定 [J]. 中国海洋药物，1991，10(1)：11-14.

[7] 陈宝堂. 牡蛎具有增强免疫力的作用 [J]. 日本医学介绍，1983，(3)：29.

[8] 钟洁雯，陈建伟，李祥，等. 中药牡蛎对戊巴比妥钠催眠作用的影响 [J]. 中华中医药学刊，2009，27(3)：499-501.

[9] 聂淑琴，李铁林. 生牡蛎与煅牡蛎抗实验性胃溃疡作用的比较研究 [J]. 中国中药杂志，1994，19(7)：405-407.

[10] 刘赛，仲伟珍，张健，等. 牡蛎提取物对鹌鹑实验性动脉粥样硬化的抑制作用及机制 [J]. 中国动脉硬化杂志，2002，10(2)：97-100.

[11] 高士贤. 中国动物药志 [M]. 长春：吉林科学技术出版社，1996.

[12] 乌友娣. 一种治疗烧、烫伤的外敷中草药制剂：CN100443097C [P]. 2006-10-18.

[13] 张绍琴，乔旺忠，郭继红. 几种动物药中钙盐的含量测定 [J]. 中国中药杂志，1990，15(6)：42-43.

[14] SOLANG M, LAMONDO D, KUMAJI S S, et al. The effect of chitosan of ark clam shells to reduce Pb and Hg level and amount of bacteria in the blood cockles meatball[J]. IOP Conference Series：Earth and Environmental Science，2020，589(1)：012036.

[15] 彭倩倩，洪寅，廖广辉. 6 种介类中药对甲状腺肿模型大鼠"软坚散结"作用的实验研究 [C]. // 中华中医药学会. 2013 第六次临床中药学学术年会暨临床中药学学科建设经验交流会论文集. 出版地不详：出版社不详，2013：203-207.

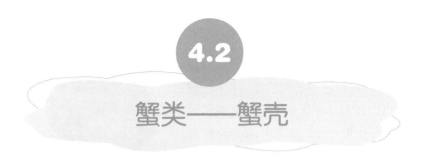

4.2

蟹类——蟹壳

蟹 类
（Xièlèi）

蟹类属于节肢动物门中的甲壳动物，全世界蟹类有 4 500 余种，我国有近 800 种，其中生活在海水里的蟹占比约为 90%，淡水蟹约占 10%。我国食蟹历史悠久，已经形成了独特的"蟹文化"。蟹营养丰富，含有蛋白质、脂肪酸、游离氨基酸、维生素、矿物质等。食蟹后剥掉的蟹壳其实也是一味药材。

蟹 壳
（Xièké）

蟹壳为方蟹科动物中华绒螯蟹 *Eriocheir sinensis* H. Milne-Edwards、日本绒螯蟹 *Eriocheir japonicus* de Haan 和梭子蟹科梭子蟹属动物三疣梭子蟹 *Portunus trituberculatus*（Miers）的甲壳。我国沿海地区均有分布。生活于河流中，绒螯蟹以河口半咸水底层较多，梭子蟹以渤海、黄海、东海产量较高。一般 4～7 月初为产卵季节，秋季捕捉，加工或食用时取壳，拣取外壳，洗净，晒干。

【化学成分】[1]

1. **无机盐** 如碳酸钙、磷酸钙。

2. **多糖** 如壳聚糖、甲壳素。

3. **维生素** 如类胡萝卜素、维生素 A、维生素 E 等。

【性味归经】味咸，性寒。归肝、脾经。

【功能主治】散瘀止血，解毒消肿。主治蓄血发黄，血瘀崩漏，痈疮肿毒，走马牙疳，毒虫螫

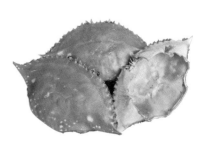

梭子蟹壳

伤，饮食积滞。

【药理作用】

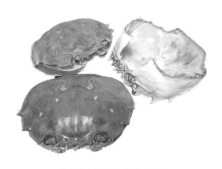

大闸蟹壳（中华绒螯蟹）

1. 补钙作用[1,2]　蟹壳中的可溶性基质和不溶性基质都有抑制碳酸钙沉淀的作用，促进钙活化，可以作为一种优质天然补钙剂。

2. 降血脂作用[1,2]　蟹壳中的壳聚糖具有直接降低胆固醇的作用。

3. 抗癌作用[3]　蟹壳提取物能抑制癌细胞的转移，具有抗突变与抗肿瘤作用。

4. 抗微生物作用[4]　蟹壳中的甲壳低聚糖溶液可完全抑制大肠杆菌的生长。

5. 促进骨质愈合作用[5]　蟹壳中含有人体需要的生物钙和骨形成的重要蛋白质及大量的微量元素，具有诱导骨形态发生蛋白作用，促进其向成骨发展。

6. 促消化作用[6]　蟹壳对胃蛋白酶有抑制作用，可增强蛋白酶活性。

【用法用量】内服：煅存性，研末，5～10 g。外用：研末擦牙或调敷。

【代表方剂】

1. 治冻灵　煅蟹壳粉，樟脑。具有消肿，止痒之功效。主治冻疮。出自《中华人民共和国卫生部药品标准中药成方制剂》（第十五册）。

2. 蟹黄肤宁软膏　蟹壳，黄柏，苦参，昆布，蛤壳。具有清热燥湿，杀虫止痒之功效。主治浅部皮肤真菌病（手、足癣、体癣、股癣）属湿热浸淫者。出自《新药转正标准》（第 71 册）。

3. 独妙散　生蟹壳。主治乳岩。出自《奇方类编》（清·吴世昌）。

【临床应用】

1. 治蓄血发黄，胸胁结痛而不水肿者　蟹壳，黑糖。无灰酒送服。出自《本经逢原》（清·张璐）。

2. 治妇人血崩甚而腹痛　蟹壳。米饮下。出自《证治要诀》（明·戴元礼）。

3. 治妇人产后恶露未绝　蟹壳。为末，酒调服。出自《古今医统大全》（明·徐春甫）。

4. 治妇人乳痈硬肿　蟹壳。烧灰，一服即散。出自《本经逢原》（清·张璐）。

5. 治乳岩　生蟹壳。焙焦，研细末，陈酒冲服。出自《串雅内外编》（清·赵学敏）。

6. 治小儿走马牙疳　蟹壳，白矾，枣，麝香。煅为细末，干揩牙。出自《是斋百一选方》（宋·王璆）。

7. 治蜂蜇伤　蟹壳。研末，蜜调敷。出自《证治要诀》（明·戴元礼）。

8. 治小儿食积　蟹壳。烧灰存性，研末。每次 3 g，开水冲服。出自《全国中草药汇编》。

9. **治跌打损伤**　蟹壳，黄瓜子。研粉，黄酒冲服。出自《中国药用海洋生物》。

10. **治扭腰闪气，跌打损伤**　蟹壳。研末，口服，日二服。出自《青岛中草药手册》。

11. **治无名肿毒**　蟹壳，穿山甲，皂刺。焙干研末，黄酒冲服。出自《青岛中草药手册》。

12. **治冻疮**　蟹壳。煅灰，麻油调敷。出自《中国药用海洋生物》。

参考文献

［1］ 杜正彩，邓家刚，王志萍，等. 蟹壳化学成分与药理作用研究进展［J］. 安徽农业科学，2011，（17）：10503-10505.

［2］ 汪秋安. 甲壳素及壳聚糖资源的开发与利用［J］. 再生资源研究，2000，（6）：28-31.

［3］ 应小平，叶峥嵘，王小平，等. 蟹壳与乳腺癌相关凋亡基因关系的研究进展［J］. 陕西中医学院学报，2009，32（3）：67-69.

［4］ 杨玉红. 壳寡糖对大肠杆菌的抑制作用［J］. 中国组织工程研究与临床康复，2009，13（16）：3101-3104.

［5］ 丁祥. 蟹壳碾末配方治疗骨不连及延迟愈合的临床观察［J］. 中国医药科学，2012，2（22）：84，85，91.

［6］ 张秋茵. 药用蟹壳对胃蛋白酶活力影响的研究［J］. 苏州医学院学报，1995，15（3）：429-430.

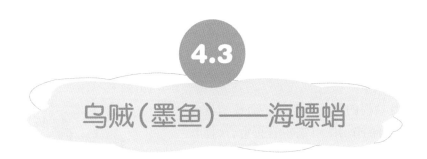

4.3
乌贼（墨鱼）——海螵蛸

乌　贼
（Wūzéi）

乌贼，习称墨鱼，我国主要分布在浙江、福建、广东、山东、台湾等沿海地区。多栖息于海底，多于每年春夏之际从深海向岛屿附近的浅水处洄游。我国对乌贼的应用历史悠久，《神农本草经》中已有记载"乌贼鱼骨，味咸微温，生池泽。主治女子漏下赤白经汁，血闭，阴蚀肿痛、寒热癥瘕，无子"。乌贼肉味鲜脆爽口，其内骨状内壳具有药用价值。

海螵蛸

（Hǎipiāoxiāo）

海螵蛸，又名乌鲗骨（《黄帝内经·素问》）、乌贼鱼骨（《本经》）、乌贼骨（《备急千金要方》）、墨鱼骨（《药材学》）、墨鱼盖（《中药志》），为乌贼科动物无针乌贼 *Sepiella maindroni* de Rochebrune、金乌贼 *Sepia esculenta* Hoyle 的干燥内壳。于 4～8 月将漂浮在海边或积于海滩上的乌贼骨捞起，剔除杂质，以淡水漂洗后晒干；或将食用弃去的乌贼骨收集后洗净晒干即得。尚可进一步加工为炒海螵蛸。

【化学成分】[1, 2]

1. **无机盐**　如碳酸钙、磷酸钙、氯化钠等。

2. **金属离子**　如镁、钾、锌等。

3. **氨基酸**　如甲硫氨酸、天冬氨酸、谷氨酸等。

4. **其他**　如壳角质、黏液质等。

【功能主治】收敛止血，涩精止带，制酸止痛，收湿敛疮。主治吐血衄血，崩漏便血，遗精滑精，赤白带下，胃痛吞酸；外治损伤出血，湿疹湿疮，溃疡不敛。

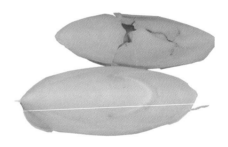

海螵蛸

【药理作用】

1. **对骨缺损的修复作用**[3]　海螵蛸具有促进骨折愈合的作用，可缩短骨折愈合时间，能促进纤维细胞和成骨细胞增生与骨化。

2. **抗辐射作用**[4]　海螵蛸可明显提高钴-60 照射大鼠的存活率，对血中 5- 羟色胺的含量也有提高作用，而对血小板数量和骨髓 DNA 含量均无明显改善。

3. **抗肿瘤作用**[4]　海螵蛸可抑制小鼠体内肉瘤生长，延长腹水型肉瘤小鼠的存活时间，具有明显的量效关系。

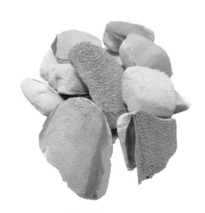

炒海螵蛸（饮片）

4. 治疗溃疡的作用[5]　海螵蛸所含的钙盐中和胃酸，可缓解泛酸及胃灼热感等。同时能促进溃疡面炎症吸收，改变胃内容物 pH，降低胃蛋白酶活性，加速溃疡面愈合。

【用法用量】内服：煎汤，5 ～ 10 g；或研末入散。外用：适量，研末吹敷患处。

【代表方剂】

1. 安胃止痛散　海螵蛸，小茴香，珍珠母，肉桂，干姜，山奈，大黄，丁香，制陈皮，花椒，薄荷脑，甘草。具有和胃制酸，理气止痛之功效。主治胃气不和引起的胃脘胀闷疼痛，反胃吞酸。出自《国家中成药标准汇编》（内科脾胃分册）。

2. 五海瘿瘤丸　海带，海藻，海螵蛸，蛤壳，白芷，木香，煅海螺，夏枯草，川芎。具有软坚消肿之功效。主治痰核瘿瘤，瘰疬，乳核。出自《中华人民共和国卫生部药品标准中药成方制剂》（第一册）。

3. 乌贝颗粒　海螵蛸，浙贝母。具有制酸止痛之功效。用于胃痛泛酸。出自《中华人民共和国药典》（2020 年版）（一部）。

4. 化积口服液　去皮茯苓，海螵蛸，炒鸡内金，醋三棱，醋莪术，红花，槟榔，雷丸，鹤虱，使君子仁。具有健脾导滞，化积除疳之功效。用于脾胃虚弱所致的疳积，症见面黄肌瘦、腹胀腹痛、厌食或食欲不振、大便失调。出自《中华人民共和国药典》（2020 年版）（一部）。

5. 白粉散　海螵蛸，白及，轻粉。具有收湿敛疮之功效。主治诸疳疮。出自《小儿药证直诀》（卷下）（宋·钱乙）。

【临床应用】

1. **治胃出血**　海螵蛸，白及。研末，日三服。出自《山东中草药手册》。

2. **治吐血及鼻衄不止**　海螵蛸。清粥饮下。出自《太平圣惠方》（宋·王怀隐等）。

3. **治鼻血不止**　海螵蛸，槐花。为末吹鼻。出自《世医得效方》（元·危亦林）。

4. **治积年肠风下血，痛痒不息**　绿矾，海螵蛸，釜底墨。捣末服下。出自《太平圣惠方》（宋·王怀隐等）。

5. **治小便血淋**　海螵蛸末，生地黄。调服。出自《本草纲目》（明·李时珍）。

6. **治胃痛吐酸**　海螵蛸，阿胶。研末，日三服。出自《山东中草药手册》。

7. **治慢性气管炎，慢性哮喘**　海螵蛸，地龙，百部。研末，日三服。出自《青岛中草药手册》。

8. **治诸疳疮**　海螵蛸，白及，轻粉。为末贴患处。出自《小儿药证直诀》（宋·钱乙）。

9. **治耳底出脓**　海螵蛸，麝香。吹耳。出自《澹寮集验秘方》（元·释继洪）。

10. **治疽疮** 海螵蛸，鲫鱼胆。敷疮上。出自《刘涓子鬼遗方》（晋·刘涓子）。

11. **治阴囊湿痒** 海螵蛸，蒲黄。扑之。出自《医宗三法·百证图》（明·冯愈）。

12. **治胃、十二指肠溃疡及出血等**[6] 海螵蛸粉，明矾，延胡索，蜂蜜。日服。

13. **治浅度溃疡期褥疮**[7] 海螵蛸。撒于患处，覆盖纱布，胶布固定。

14. **治疟疾**[8] 海螵蛸粉。白酒送服。

参考文献

［1］赵中杰，江佩芬．海螵蛸中碳酸钙，微量元素和氨基酸的测定 [J]．中国中药杂志，1990，15（1）：41-43．

［2］《中国药用动物志》协作组．中国药用动物志（第一册）[M]．天津：天津科学技术出版社，1979．

［3］刘艺，张安桢，王和鸣，等．海螵蛸接骨的动物实验研究 [J]．福建中医药，1988，（3）：49-51．

［4］郭一峰，冯伟华，焦炳华．海螵蛸基础研究和临床应用 [J]．中药材，2007，（8）：1042-1045．

［5］郭一峰，周文丽，张建鹏，等．海螵蛸多糖对小鼠胃黏膜保护作用的研究 [J]．第二军医大学学报，2008，（11）：1328-1332．

［6］郭志明，张志祥．海螵蛸粉治疗胃及十二指肠溃疡 [J]．中华今日医学杂志，2004，4（3）：64．

［7］黄玉英．海螵蛸粉外治浅度溃烂期褥疮疗效观察 [J]．中国中西医结合杂志，1987，（11）：696-697．

［8］陈丽清，严成惠，李佩芬，等．乌贼骨酒治疗疟疾的初步报告 [J]．江苏中医，1962，（10）：26．

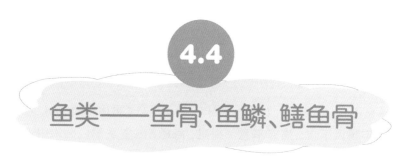

4.4

鱼类——鱼骨、鱼鳞、鳝鱼骨

鱼 类

（Yúlèi）

鱼类是最古老的脊椎动物。我国鱼的种类大约有 3 100 种，其中海水鱼 2 100 余种，淡水鱼 1 000 种左右。鱼肉富含动物蛋白质等，营养丰富，滋味鲜美，对人体有多种保健功能。除了鱼肉之外，我们扔弃的鱼骨、鱼鳞等都是很有用的中药材。

鱼 骨

（Yúgǔ）

鱼骨为鲤科鲫属动物鲫鱼 *Carassius auratus* 或鳕科动物鳕鱼 *Gadus macrocephalus* 的骨骼。鲫鱼在我国各地淡水水域均有分布，适应性很强，喜欢生活在水草中，也喜欢生活在水底的石堆旁和枯枝间隙。鳕鱼分布于世界的各大洋，从北欧至加拿大及美国东部的北大西洋寒冷水域。在我国主要产于渤海、黄海及东海北部。吃完鱼后收集鱼骨，洗净，晾干，烧灰保存。

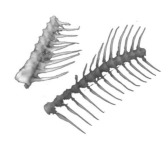

鲫鱼骨

【化学成分】[1]

1. **蛋白质**　如鱼骨胶原蛋白等。

2. **脂肪酸**　如二十二碳六烯酸、二十碳五烯酸等。

3. **无机物**　如钙、铁、磷等。

4. **多糖**　如鱼骨硫酸软骨素等。

【性味归经】味咸，性温。归肝经。

【功能主治】杀虫，敛疮。主治疮肿，脚气。

【用法用量】外用：适量，烧灰研末敷。

【临床应用】

1. **治恶疮**　鲫鱼骨。烧灰敷患处。出自《卫生易简方》（明·胡濙）。

2. **治诸疮未溃**　鲫鱼骨。烧灰，香油调涂患处。出自《中国动物药志》（现代·高士贤）。

3. **治宫寒不孕**[2]　炒赤小豆，玫瑰花，崂山参，芡实，附子，巴戟天，山药，干牡蛎，炒干姜，石楠叶，炒女贞子，石菖蒲，鲫鱼骨，覆盆子，鹿角片，泽兰，丹参，牡丹皮。外敷，主治宫寒不育。

鱼 鳞

（Yúlín）

主要指鲤鱼鳞，鲤鱼鳞为鲤科物鲤 *Cyprinus carpio* Linnaeus 的鳞片。将鲤鱼杀死后，洗净刮取鳞片，晒干。

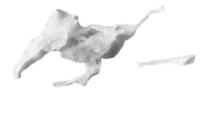

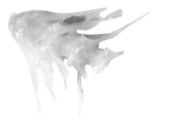

鳕鱼骨

唐代孟诜《食疗本草》最早记载鱼鳞"主破产妇滞血";《医学入门》中记载其"主产后血滞腹痛";《本草纲目》记载其"治吐血,崩中,漏下,带下,痔瘘";《会约医镜·本草》记载其"治产后血迷血晕,败血不止"。现被《中华本草》(第九册)收录。

【化学成分】[3]

1. **氨基酸** 如天冬氨酸、谷氨酸、甘氨酸、丙氨酸等。

2. **脂肪酸** 如棕榈酸、油酸、亚油酸等。

3. **矿物元素** 如钙、镁、锌等。

4. **蛋白质** 如鱼鳞硬蛋白等。

【性味归经】 味甘、咸,性寒。归肝、脾、肺经。

【功能主治】散血,止血。主治血瘀,吐血,衄血,崩漏,带下,产后瘀滞腹痛,痔瘘。

【用法用量】内服:烧灰研末或油炸,3~6 g。

【代表方剂】

1. **赤龙鳞散** 鱼鳞,黑豆,羚羊角,乱发灰,藕节,炒水蛭,桂心,木香,炒虻虫,当归,僵蚕,赤芍,麝香。主治产后恶露不尽,腹痛不可忍。出自《太平圣惠方》(卷七十二)(宋·王怀隐等)。

2. **玳瑁散** 玳瑁屑,延胡索,当归,鱼鳞,麝香,琥珀,水蛭,牡丹,蒲黄,益母草子,香墨。主治产后败血不下,上冲心闷,腹痛。出自《太平圣惠方》(卷八十)(宋·王怀隐等)。

3. **黑虎散** 大枣,鱼鳞,雄狗胆,血竭。具有提脓拔毒,消肿软坚之功效。用于痈疽发背,对口疔疮,无名肿毒,坚硬疼痛。出自《杨氏家藏方》(卷十六)(宋·杨倓)。

4. **琥珀散** 琥珀,朱砂,麝香,醋香墨,僵蚕,当归,炒鱼鳞,桂心,百草霜,附子,梁上尘。具有令人志性强,轻体益气,消谷能食,耐寒暑,

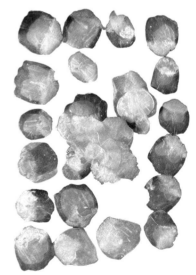

鱼鳞

久服老而更少，发白更黑，齿落重生之功效。主治虚劳百病，阴痿，精清力不足，大小便不利；精少余沥，腰脊痛，四肢重，咽干口燥，食无常味，乏气力，惊悸不安，五脏虚劳，上气满闷。出自《妇人大全良方》（卷十八）（宋·陈自明）。

5. 鱼鳞散　鱼鳞，乱发，故徘帛。具有补虚止痛之功效。主治产后腹痛。出自《普济方》（卷三五一）（明·朱橚等）。

6. 妙应丹　蚕沙，鱼鳞，当归，石膏，泽兰，附子，炮木香，熟地黄，川芎，防风，炒芫黄，烧马牙硝，人参，黄蓍，炒川椒，柏子仁，蝉蜕，白薇，槟榔，厚朴，炮白姜，炙甘草，吴茱萸，炒红花。主治妇人众病。出自《太平惠民和剂局方》（宋·太平惠民和剂局）。

【临床应用】

1. **治痔漏**　鱼鳞。裹成枣柱样，纳之。出自《儒门事亲》（金·张从正）。

2. **治诸鱼骨鲠在喉中**　鱼鳞，烧灰研细服。出自《圣济总录》（宋·太医院）。

3. **治鼻衄**　鱼鳞。研末，冷水调服。出自《普济方》（明·朱橚等）。

4. **治产伤尿脬，茶水入口即尿**　鱼鳞。油炸，蒸食之。出自《疑难急症简方》（清·罗越峰）。

鳝鱼骨

（Shànyúgǔ）

鳝鱼骨为合鳃鱼科黄鳝属动物黄鳝 *Monopterus albus*（Zuiew）的骨。鳝鱼在我国各地均有分布，以长江流域、辽宁和天津产量最多，为热带及暖温带鱼类，适应能力强，常生活在稻田、小河、池塘等淤泥质水底层。夏、秋季捕捉。捕后，去肉取骨，晒干。

【性味归经】味咸，性凉。归肺经。

【功能主治】清热解毒。主治流火，风热痘毒，臁疮。

【用法用量】外用：烧灰研末，麻油调涂或敷贴。

【临床应用】

1. **治流火走注**　鳝鱼骨。烧灰，香油调涂。出自《中国动物药志》（现代·高士贤）。

2. **治臁疮**　鳝鱼骨，鸡蛋清，醋，盐水。

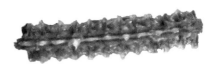

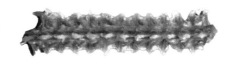

鳝鱼骨

共捣烂，加面粉贴敷。或用白炉甘石，调猪油，并用鳝鱼骨和烟叶柄熬水洗患处。出自《广西药用动物》。

参考文献

［1］ 何云，包建强. 关于鱼骨成分分析的研究进展 [J]. 上海农业科技，2017，（4）：28-31.

［2］ 倪同上，王宏韬，胡瑞鹏，等. 一种治疗宫寒不育的药物组合：CN109529006A[P]. 2019-03-29.

［3］ 顾杨娟，李杰，李富威，等. 鱼鳞化学成分研究进展 [J]. 山西农业科学，2011，39（11）：1227-1231.

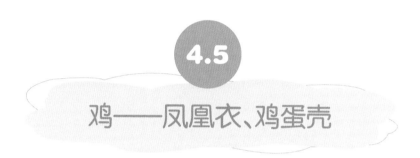

4.5

鸡——凤凰衣、鸡蛋壳

鸡
（Jī）

家鸡属于鸟纲，鸡形目，雉科，是由原鸡长期驯化而来，我国是世界上最早驯养鸡的国家，至今有 4 000 多年的历史。目前全国各地均有饲养。鸡蛋是母鸡所产的卵，营养价值高，是餐桌上常见的食材。平常我们扔掉的鸡蛋壳等，其实也是很好的中药材。

凤凰衣
（Fènghuángyī）

凤凰衣，又名鸡卵中白皮、鸡子白皮、凤凰退、鸡蛋膜衣、鸡蛋衣，为雉科动物家鸡 *Gallus gallus domesticus* Brisson 蛋壳内的干燥卵膜。通常将孵出小鸡后的蛋壳敲碎,剥取内膜,洗净,阴干即得。

【化学成分】[1,2] 主要含蛋白质、脂质体、糖类、氨基酸、胶原蛋白、角蛋白、透明质酸和硫酸软骨素-硫酸皮肤素共聚体等。

【性味归经】味甘、淡,性平。归脾、胃、肺经。

【功能主治】养阴清肺,敛疮,消翳,接骨。主治久咳,气喘,咽痛,失音,淋巴结核,创口不收,目翳,眩晕,创伤骨折。

【药理作用】

凤凰衣

1. **治疗骨关节炎作用**[2] 凤凰衣可以改善骨关节炎患者的膝关节疼痛和僵硬症状。

2. **修复溃疡、创伤、皮肤损伤作用**[3,4] 凤凰衣贴于清创好的烧伤表面可为创面提供一层新的保护膜,使创面暂时封闭,减少水分蒸发及污染和感染的机会,使自然愈合过程不受干扰,愈合后创面光滑平整,减少瘢痕形成。

【用法用量】内服:煎汤,3 ~ 9 g;或入散剂。外用:适量,敷贴或研末撒。

凤凰衣(饮片)

【代表方剂】

1. **双金胃疡胶囊** 雪胆,金荞麦,大血藤,紫珠,麻布七,延胡索,仙鹤草,白及,凤凰衣,青木香,核桃仁。具有疏肝理气,健胃止痛,收敛止血之功效。主治肝胃气滞血瘀所致的胃脘刺痛,呕吐吞酸,脘腹胀痛;胃及十二指肠溃疡见上述证候者。出自《国家中成药标准汇编》(内科脾胃分册)。

2. **铁笛口服液** 麦冬,玄参,瓜蒌皮,诃子肉,青果,凤凰衣,桔梗,浙贝母,茯苓,甘草。具有润肺利咽,生津止渴之功效。主治阴虚肺热津亏引起的咽干声哑,咽喉疼痛,口渴烦躁。出自《中华人民共和国药典》(2020年版)(一部)。

3. **八宝丹** 琥珀,川黄连,龙骨,象皮,儿茶,轻粉,凤凰衣,血竭,珠子,冰片。具有生肌之功效。主治一切破伤出血。出自《伤科补要》(卷四)(清·钱秀昌)。

4. **凤衣散** 煅凤凰衣,黄连。主治下疳疮肿痛。出自《医学入门》(卷八)(明·李梴)。

5. **吹鼻散** 凤凰衣、枸杞白皮。主治眼风肿。出自《圣济总录》(宋·太医院)。

【临床应用】

1. **治咳嗽日久** 炒凤凰衣，麻黄。为末吞服。出自《必效方》(唐·孟诜)。

2. **治肺结核盗汗** 凤凰衣，荔枝，大枣。水煎服。出自《中华本草》。

3. **治失音** 凤凰衣，桔梗，诃子。水煎服。出自《内蒙古中草药》。

4. **治小儿疳积** 凤凰衣。水煎服。出自《广西药用动物》。

5. **治肿烂诸疮** 凤凰衣，冰片。研细末，搽患处。出自《广西药用动物》。

6. **治跌扑骨折** 凤凰衣。研细粉吞服。出自《中国动物药志》(现代·高士贤)。

7. **治癫痫** 凤凰衣，蛤壳粉，琥珀，朱砂。研细末，开水送服。出自《常见药用动物》(现代·高士贤等)。

8. **治慢性溃疡**[5] 新鲜凤凰衣。按创面大小剪取并贴敷。

9. **治角膜溃疡及鼻黏膜溃疡**[6,7] 新鲜凤凰衣，剪成椭圆形，放于生理盐水中，贴于患眼之结膜囊。

鸡蛋壳

（ Jīdànké ）

鸡蛋壳又名鸡卵壳、混沌池、凤凰蜕、鸡子蜕、鸡子壳，为雉科动物鸡 所产卵的硬外壳。全年均可采收，取鸡蛋去蛋黄和蛋清后收集蛋壳，洗净，晾干。

【化学成分】主要含碳酸钙、磷酸钙及胶质等[8]。

【性味归经】味淡，性平。归胃、肾经。

【功能主治】收敛，制酸，壮骨，止血，明目。主治胃脘痛，反胃，小儿佝偻病，各种出血，目生翳膜，疳疮痘毒。

【药理作用】

补钙作用[9,10] 鸡蛋壳作为活性钙的来源，其在体内的吸收和利用良好，能有效地补充钙质，并且对降低血压亦有帮助。

【用法用量】内服：焙研，1 ～ 9 g。外用：适量，煅研，撒敷或油调敷。

【代表方剂】

1. **胃复宁胶囊** 麦芽(炒)，六神曲(炒)，颠茄浸膏，鸡蛋壳。具有消食化积，止痛，制酸之功效。主治胸腹胀满，食欲不振，胃及十二指肠溃疡。出自《中华人民共

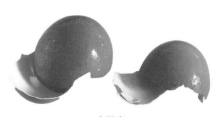

鸡蛋壳

和国卫生部药品标准中药成方制剂》(第二册)。

2. **胃康胶囊** 白及，海螵蛸，香附，黄芪，白芍，三七，鸡内金，炒焦鸡蛋壳，乳香，没药，百草霜。具有行气健胃，化瘀止血，制酸止痛之功效。主治气滞血瘀所致的胃脘疼痛，痛处固定，吞酸嘈杂或见吐血、黑便；胃及十二指肠溃疡，慢性胃炎，上消化道出血见上述证候者。出自《中华人民共和国药典》(2020年版)(一部)。

3. **凤凰散** 鸡蛋壳，冰片。具有消肿定痛，拔毒生肌之功效。主治男女下疳肿烂，疼痛难堪，并治一切皮破肿烂诸疮。出自《疡医大全》(卷二十四)(清·顾世澄)。

【临床应用】

1. **治胃溃疡、慢性胃炎** 鸡蛋壳，陈皮。共研细粉吞服。出自《全国中草药汇编》(第二版)。

2. **治小儿营养不良、佝偻病、手足搐搦症** 鸡蛋壳。加服胃蛋白酶、胰蛋白酶、淀粉酶等助消化药，佝偻病骨骼畸形明显者加用浓维生素 AD 滴剂或维生素 D_2 等可提高疗效。出自《辽宁省中药材标准》。

3. **治伤出血** 鸡蛋壳。烘干后撒布适量蛋壳粉，外用消毒纱布包扎。出自《辽宁省中药材标准》。

4. **治咳血、衄血、便血** 鸡蛋壳粉，食盐，维生素 C。口服，日三服；鼻衄患者可同时用棉球蘸药粉塞鼻。出自《辽宁省中药材标准》。

5. **治过敏性皮疹、荨麻疹、支气管哮喘、胃酸过多、口臭** 鸡蛋壳。研细粉，内服，日三服。出自《中药大辞典》。

🔧 **生活小妙招**

1. **鸡蛋壳内膜去黑头** 撕取新鲜鸡蛋壳内层膜，贴于鼻上，干后撕去，可有效祛除黑头。

2. **减轻胃痛** 将鸡蛋壳洗净打碎，铁锅内文火炒黄(不能炒焦)，碾成粉，越细越好，每天服一个蛋壳的量，分 2～3 次在饭前或饭后用水送服，对十二指肠溃疡、胃痛、胃酸过多者有止痛、制酸的效果。

3. **消炎止痛** 鸡蛋壳碾成末外敷，用于创伤，有消炎止痛的功效。

4. **用于烫伤** 撕取新鲜鸡蛋壳内层膜，敷在烫伤部位，10 天左右，伤口会愈合，且敷后可止痛。

5. **可作漂白剂** 白色衣物泛黄，可把鸡蛋壳放入一起煮，煮后小心地洗涤，衣物会变得白净。

参考文献

〔1〕 WHITELEY，ANNIE M．Thorpe's dictionary of applied chemistry[M]．London: Longmans Green and Go，1937.

〔2〕 李奕修，李楠．凤凰衣的成分及临床应用研究进展 [J]．风湿病与关节炎，2013，2（5）：4.

〔3〕 高智仁，郝志强，聂兰军，等．应用鸡蛋膜治疗面部 II 度烧伤 [J]．中华整形外科杂志，1994，10（3）：232.

〔4〕 高智仁．应用鸡蛋膜作为生物敷料治疗烧伤 [J]．中华外科杂志，1984，22（11）：687.

〔5〕 魏一鸣，刘漠农，吴佳寅，等．凤凰衣贴敷治疗慢性溃疡 38 例 [J]．中医杂志，1987，（6）：58.

〔6〕 张儒生．鸡蛋内膜遮盖疗法治疗角膜溃疡 [J]．山东医药，1961，4：15.

〔7〕 袁军皇，沈健芬，郑睿．鸡蛋壳的综合利用研究进展 [J]．广州化工，2011，39（1）：38-39.

〔8〕 董志颖，陈卫忠．鸡蛋壳的药用研究（连载）——鸡蛋壳的化学成分研究 [J]．辽宁中医学院学报，1999，1（3）：197.

〔9〕 沈秀荣．用鸡蛋壳制备醋酸钙的研究 [J]．食品科技，2002，（4）：66-67.

〔10〕 董志颖，陈卫忠．鸡蛋壳的药用研究（续）——鸡蛋壳的药理作用研究（2）[J]．辽宁中医学院学报，1999，1（4）：269-271.